Patrick Muijsers

**Fertigkeitenunterricht
für Pflege- und Gesundheitsberufe**

D1718265

Weitere Pflegetitel bei Ullstein Mosby

Siegfried Borker
Essenreichen in der Pflege
Ullstein Mosby, Berlin/Wiesbaden 1995
ISBN 3-86126-551-6

Collier/McCash/Bartram
Arbeitsbuch Pflegediagnosen
Ullstein Mosby, Berlin/Wiesbaden 1997
ISBN 3-86126-593-1

Marjory Gordon
Pflegediagnosen 2. vollständig überarbeitet Auflage
Ullstein Mosby, Berlin/Wiesbaden 1997
ISBN 3-86126-589-3

Marjory Gordon
Pflegediagnosen und Pflegeprozeß
Ullstein Mosby, Berlin/Wiesbaden 1997
ISBN 3-86126-561-3

Heering/Heering/Bode/Müller
Pflegevisite und Partizipation
Ullstein Mosby, Berlin/Wiesbaden 1996
ISBN 3-86126-578-8

Kim/McFarland
Pflegediagnosen und Pflegeinterventionen
Ullstein Mosby, Berlin/Wiesbaden 1997
ISBN 3-86126-562-1

Roos M. B. Nieweg
Mundschleimhautveränderungen und Mundpflege bei Chemotherapie
Ullstein Mosby, Berlin/Wiesbaden 1997
ISBN 3-86126-5604-4

Snowley/Nicklin/Birch (Hrsg.)
Pflegestandards und Pflegeprozeß
Grundlagen pflegerischer Qualitätssicherung
Ullstein Mosby, Berlin/Wiesbaden 1997
ISBN 3-86126-523-0

Patrick Muijsers

Fertigkeitenunterricht für Pflege- und Gesundheitsberufe

Das „Skillslab"-Modell

**ULLSTEIN
MOSBY**

Patrick Muijsers, Krankenpfleger, Pflegemanagementausbildung, Lehrer für Pflege, Lehrer für Pädagogik II. Grades, CH – Thalwil
Bearbeitung: Michael Herrmann, Berlin

Die Deutsche Bibliothek – CIP Einheitsaufnahme
Muijsers, Patrick
Fertigkeitenunterricht für Pflege- und Gesundheitsberufe : das "Skills Lab"-Modell / Patrick Muijsers. - Berlin ; Wiesbaden : Ullstein Mosby, 1997
    ISBN 3-86126-624-5

© Ullstein Mosby GmbH & Co. KG, Berlin/Wiesbaden, 1997

Lektorat: Jürgen Georg, Michael Frowein
Herstellung: Gudrun Kumbartzki
Satz: SATZFABRIK 1035
Druck und Verarbeitung: Paderborner Druck Centrum

ISBN 3-86126-624-5

Geleitwort

Patrick Muijsers schuf ein auf den ersten Blick zurückhaltendes, auf Zweckmäßigkeit und einfaches Umsetzen in die Ausbildung bedachtes Werk. Wenn es hilft, die Skillslab Methode in der Praxis bekannt und akzeptiert zu machen, lassen wir es so für den inhaltlichen Teil. Doch soll dazu in diesem Geleitwort ein Kontrapunkt gesetzt werden, der deutlich macht: das Skillslab Modell ist ein Kernstück der Berufsbildung; in der Ausbildung kommt in Zukunft niemand daran vorbei!

Diese absolute und provokative Aussage ist einfach zu begründen: Welche andere Methode...

... integriert Kenntnisse, Routinen, soziale und manuelle Fertigkeiten so nachvollziehbar auf hohem Niveau als sogenannte Skills oder eben Fertigkeiten?

... gestattet eine so einfache Kontrolle der Komplexität der Lernsituation

... erlaubt eine derartige didaktische Binnendifferenzierung trotz hoher (und damit ökonomischer) Standardisierung? Die Lernenden können den Arbeitsrhythmus, das Verweilen bei kognitiven oder manuellen Teilen, die Repetitionsrate, die Arbeitsverteilung in der Lerngruppe und vieles mehr selbst steuern.

... ist gleichzeitig in der Schule, in Lernräumen der Spitals, am Krankenbett oder an jedem anderen Arbeitsort einsetzbar?

... setzt die Selbsteinschätzung kombiniert mit Peer- und Expertenurteil so konstant ein?

Vielleicht sind einzelne dieser Ziele mit anderen Methoden auch oder gar besser zu erreichen, aber die Integration dieser Ziele in einer einfach durchführbaren und in ihrer Effizienz problemlos evaluierbaren Methode ist zur Zeit dem Skillslab Modell vorbehalten.

Besonders wichtig scheint mir, daß dieses Modell nicht nur als didaktisches Instrument eingesetzt wird, wie bisweilen der Werkstattunterricht, Projektarbeiten oder herkömmlicher auch Gruppenarbeiten, Üben am Modell oder der Kollegin etc. Die Skillslab Methode ist vielmehr ein eigenes Curriculum, das mit dem gleichen Aufwand wie alle Curricula erstellt und laufend überprüft werden muß: Es gilt die Praxisrelevanz der Kenntnisse sowie der manuellen und psychosozialen Routinen laufend zu überprüfen. Der Einsatz wird nicht an eine einzelne Lehrerin delegiert, sondern die Anstrengungen, das Modell fruchtbar einzusetzen wird zur Schulkultur, die Schüler, Lehrerkollegium und Praxisvertreter gemeinsam tragen.

Die Skillslab Methode läßt sich den zur Zeit aktuellen Schlagworte und (Mode)Strömungen der Berufspädagogik zuordnen. Das Schule-Praxis Transferproblem erfährt eine Teillösung, in dem ein wichtiger Zwischenschritt ausgeführt wird: einerseits werden theoretische Konzepte (in den Checklisten Allgemeines genannt) und andererseits praxisorientiertes Erfahrungswissen (als Handlungsbeurteilung aufgelistet) kombiniert, und die damit verbundenen Planungs-, Handlungs-, und Evaluationsroutinen eingeübt.

Das Training on the job, on demand, near the job oder wie die Integration von organisiertem Lernen in den Arbeitsprozeß auch noch genannt wird ist möglich, wenn die Checklisten zur Arbeit mitgenommen werden oder am Arbeitsort Übungsräume eingerichtet sind.

Die fraktale Organisation des Lernens, die bedeutet, daß Lernen an Schule wie Arbeitsort vorbereitet aber autonom abläuft, ist durch die Autonomie des Skillslab Lernprozesses gegenüber dem allgemeinen Curriculum, durch die Unabhängigkeit der Lerngruppe von Lehrkräften aus Schule und Praxis gegeben.

Ein aus dem angloamerikanischen Raum kommendes Konzept, das die verstaubenden Schlüsselqualifikationen ablöst, fordert die Entwicklung von basic skills und ihre Integration zu sogenannten workplace skills als curriculare Konstruktionsmechanismen. Das Skillslab Modell wird diese Absicht gut unterstützen.

Ich meine, damit ist genügend belegt, warum niemand mehr am Skillslab Modell vorbei kommt – vor allem nicht nach Erscheinen dieses Werkes. Es ist sein ausdrückliches Verdienst, den Aufwand und damit die Schwelle für den Einsatz des Skillslab Modells erheblich zu senken: Es bietet fertige Beispiele für Übungssituationen und ihre Evaluation und zeigt auf, wie Fertigkeitsunterricht jedes Curriculum begleiten kann. Fortgeschrittene in der Skillslab Methode finden gar Konstruktionshilfen für ein eigenes Skillslab Curriculum.

Damit ist der Weg vorbereitet für einen breiten Einsatz der Methode und Verbreitung dieses Leitfadens in der Berufsbildung allgemein und in der Pflegeausbildung im besonderen. Dazu wünsche ich gutes Gelingen!

Bern, März 1997
                                  Dr. Manfred Künzel
                                  Arzt und Pädagoge
                         Pädagogischer Berater
für die Berufsbildung im Gesundheitswesen
beim Schweizerischen Roten Kreuz

Vorwort

Der Begriff „Skillslab" kommt aus den USA und wird in vielen Ausbildungsbereichen benützt, so zum Beispiel in der Ausbildung zum Flugzeugpiloten, bei der mit Hilfe von Modellen Simulationen durchgeführt werden. Es handelt sich um Training, das regelmäßig stattfindet und den Piloten auf seinen Berufsalltag vorbereitet. Diese Simulationen können durch zunehmende Komplexität beeinflußt werden.

Auch im Pflegebereich hat dieses Modell seinen Weg genommen und findet in Amerika und in den Niederlanden großen Anklang. Das Skillslaboratorium der medizinischen Fakultät in Maastricht hat eine wichtige Stellung im Fertigkeitenunterricht. Hier habe ich 1990 eine Fortbildung besucht, um die Erkenntnisse des „Skillslab" auf den Unterricht in pflegerischen Fertigkeiten zu übertragen.

Gerade in der Krankenpflege, wo die Qualität der Pflege einen hohen Stellenwert hat, ist dieses Modell eine Herausforderung auf der Suche nach interessanten und nützlichen Formen des Unterrichts zum Erwerb pflegerischer Fertigkeiten.

Mit diesem Unterrichtsmodell soll nicht die Pflege und ihre Professionalisierung definiert werden.

Der Anspruch dieses Buches ist es, ein Verfahren zur Verfügung zu stellen, das berufsbezogene Lernaktivitäten in der Pflegeausbildung für Lernende, für die Ausbildungsinstitution und in der Praxis bewußter, professionell und qualitätsfördernd unterstützt.

Es ist zu hoffen, daß die nachfolgenden Gedanken und Ideen für Schulen der Gesundheits- und Krankenpflege sowie für Ausbilderinnen und Ausbilder in der Praxis nützen können, die dem Fertigkeitenunterricht einen wichtigen Platz einräumen.

Im ersten Teil des Buches wird anhand von Literaturstudien die Theorie beschrieben, im zweiten Teil finden Sie Umsetzungs- und Anwendungsbeispiele, und der dritte Teil enthält eine Anzahl Handlungsbewertungslisten.

Gegenüber Begriffen wie zum Beispiel „Patient", „Klient" oder „Bewohner" ziehe ich den Begriff „Empfänger" (der Pflege) vor. Institutionen sollten jedoch diejenige Begriffsdefinition benützen, die sie für angemessen halten und die ihrem Leitgedanken entspricht.

Die Empfänger von Pflege [18] sind:

- Individuen und Gruppen;
- Neugeborene, Kinder, Jugendliche, Erwachsene und Betagte;
- Gesund-, Akut- und Langzeitpatienten sowie Menschen mit einem erhöhten Gesundheitsrisiko;
- Personen in ihrer angestammten Umgebung und in Institutionen des Gesundheits-, Sozial- und Erziehungswesens.

In dieser Auflistung würde ich gerne dem Pflegeempfänger mit einer geistigen und/oder körperlichen Behinderung einen eigenen Platz einräumen, da auch betagte Empfänger separat erwähnt wurden.

Wichtiger Hinweis: Je nach Land, aber auch institutionsbedingt, gibt es kleinere und größere Unterschiede bezüglich der Zuständigkeitsbereiche der Pflege. In der Schweiz fällt zum Beispiel die venöse Blutentnahme unter die Zuständigkeit der Pflegenden. In Deutschland ist dies nicht der Fall. Hat eine Pflegende die Handlungskompetenz erworben, übernimmt sie auch die Verantwortung für die Durchführung. Die Pflegenden sind aufgefordert, ihre Zuständigkeitsbereiche erforderlichenfalls zu klären, und ich möchte betonen, daß viele pflegerische Fertigkeiten erst nach schriftlicher Verordnung durchgeführt werden dürfen.

An dieser Stelle möchte ich Lehrern und Lernenden der Pflegeschule Glarus für ihre Unterstützung, für die Mitentwicklung und die Teilnahme am Fertigkeitenunterricht danken. Der Pflegedienstleitung und den diplomierten Pflegenden des Kantonsspitals Glarus danke ich für ihre Beiträge und die Durchführung der praktischen Fertigkeitenprüfungen. Die gemeinsame Richtung ist wesentlich und von großer Bedeutung für eine erfolgreiche Umsetzung dieses Modells.

Im weiteren bleibt zu danken: Herrn Johannes Thoma für die Fotos, Herrn Dr. Felix Beano für das „Schweinebein", Monica Muijsers für die Unterstützung beim Fertigstellen des Manuskriptes und Herrn Jürgen Georg, Verlag Ullstein Mosby, für die redaktionelle Bearbeitung und „Tips".

Und noch ein wichtiger Hinweis: Mit Pflegenden, Diplomierten, Lernenden, Lehrern usw. sind Personen des männlichen und des weiblichen Geschlechts gemeint.

Ihre Fragen zur Anwendung und Umsetzung werde ich gerne beantworten und freue mich über Anregungen.

Patrick Muijsers
Glarus, im Januar 1997

Inhaltsverzeichnis

Einleitung

Im Krankenpflegeunterricht der letzten Jahre steht die innerschulische Entwicklung von Fertigkeiten im Brennpunkt des Interesses. Früher wurden Pflegende in der Praxis ausgebildet. Man erlernte das Fach, indem man das Verhalten anderer imitierte. In den vergangenen Jahrzehnten hat sich eine Verlagerung von der Ausbildung in der Praxis weg zum berufsbezogenen Unterricht hin vollzogen. Die theoretische Komponente hat dabei eine immer stärkere Rolle gespielt. Dabei wurde zu stark vernachlässigt, daß die pflegerischen Fertigkeiten einen wesentlichen Bestandteil des beruflichen Handelns bilden und daher ihren Platz in der Pflegeausbildung verdienen. Es ist somit auch nicht verwunderlich, daß aus verschiedenen Bereichen der Gesundheits- und Krankenpflege auf Probleme hingewiesen wurde.

Seitens der Pflegedienste sind diese Probleme folgendermaßen formuliert worden:

- Lehrer halten Kenntnisse in bezug auf Fertigkeiten für wichtiger als das Beherrschen der Fertigkeiten selbst.
- Lernende werden während der Ausbildung zu wenig trainiert und können daher auf der Station Fertigkeiten zu wenig selbständig und nur mit geringem Selbstvertrauen ausführen.
- Verschiedene Fertigkeiten werden im Curriculum erst spät angeboten.

Schulen für Gesundheits- und Krankenpflege lassen folgende Probleme erkennen:

- Lehrer, die das Fach Krankenpflege unterrichten, sind nicht auf dem aktuellen Kenntnisstand und beherrschen die Ausführung pflegerischer Fertigkeiten nur unzureichend.
- Es herrscht keine Einheitlichkeit im Unterricht und bei der Ausführung von Fertigkeiten.
- Es fehlen Pflegestandards für Fertigkeiten.

Die oben erwähnten Probleme haben für die Lernenden direkte Konsequenzen. Einige wichtige Folgerungen, die sich daraus ergeben, sind unter anderem, daß Lernende in den Abteilungen von Pflegenden abhängig sind und in einen Rollenkonflikt hineinmanövriert werden, durch den sie sich in der Berufsgruppe wenig aufgenommen fühlen.

Berufliches Handeln kann man nicht nur erlernen, indem man darüber spricht, sondern indem man es tut. Die Schule kann die Lernenden auf die Wirklichkeit der Pflegepraxis vorbereiten, indem sie sie in pflegerischen Fertigkeiten trainiert. Dieses Training ermöglicht es den Lernenden, ihr Können, ihr Wissen und ihre Haltung zu optimieren und auch in anderen Pflegesituationen anzuwenden. In den nachfolgenden Kapiteln werden die theoretischen Grundlagen und Möglichkeiten ihrer Umsetzung im Unterricht und in der Praxis beschrieben.

1 Die Theorie

1.1 Beziehung zwischen Berufspraxis und Berufsausbildung

Es gibt eine unauflösbare Beziehung zwischen Berufspraxis und Berufsausbildung. Mit Beziehung ist das Verhältnis gemeint, in dem Personen oder Sachen von Natur aus zueinander stehen. Dabei ist es unwichtig, ob von Ganztagsunterricht oder von einer Lehrlingsausbildung die Rede ist. Beide bilden sie für die berufliche Praxis und für die Funktionen oder Fertigkeiten aus, die im späteren Beruf ausgeübt werden. Diese Funktionen oder Fertigkeiten lassen sich zum Zwecke des Unterrichts veranschaulichen, benennen und in der Praxis analysieren.

Eine Fertigkeitenanalyse [12] bringt Informationen über folgende Aspekte einer Fertigkeit:
- Inhalt,
- Art und Weise der Ausführung,
- Grund zur Ausführung,
- Zusammenhang mit anderen Fertigkeiten,
- Bedingungen, unter denen sie ausgeführt werden,
- Häufigkeit,
- Gefahren, die mit ihr zusammenhängen,
- Hilfsmittel und Materialien, die bei der Ausführung benutzt werden.

Man kann diese Informationen auf mehrere Weisen erhalten, zum Beispiel durch:
- ein Quellen- oder Dokumentarstudium,
- Beobachtungen,
- Umfragen,
- selbständiges Ausführen der Fertigkeit,
- Interviews.

Die Formulierung von Lernzielen, das Ausarbeiten von Fertigkeitenprüfungen und die Einrichtung von Unterrichtslehrsituationen gehen aus Fertigkeitenanalysen hervor. Die ausbildungswissenschaftliche Fertigkeitenanalyse in der Praxis bezweckt immer das Sammeln von Informationen, anhand derer u. a. folgende Fragen beantwortet werden können:

- Welche Fertigkeit oder Fertigkeiten und welche Kenntnisse, Einsichten und Problemlösungstechniken sind erforderlich, um die Ausführung der Fertigkeit zu erlernen?
- Welches Verhalten ist erforderlich, um die Ausführung der Fertigkeit zu erlernen?

Ein Nebeneffekt ist, daß durch eine derartige Analyse die Bindung der Schule an die Arbeitsstätte und umgekehrt verstärkt wird. Überdies ist die Fertigkeitenanalyse eine reiche Inspirationsquelle für die weitere Ausbildungsentwicklung.

1.2   Aufstellen eines Fertigkeitencurriculums

Von einem Fertigkeitencurriculum im Sinne des Skillslab-Modells [7] spricht man, wenn es sich um ein Programm mit eigenem inhaltlichen und didaktischen Aufbau handelt. Es bildet also nicht einen von vielen Zufälligkeiten abhängigen Anhang zum theoretischen Curriculum. Auch hat das Programm eine eigene Identität, das heißt, es verfügt in kleinem Maßstab über eigene Lehrmittel und Arbeitsformen. Außerdem sollte Fertigkeitentraining während der ganzen Ausbildung stattfinden und mit vielen Wiederholungen verbunden sein. Das Programm ist von leicht nach schwierig aufgebaut, wobei die Lernenden im Mittelpunkt stehen. Der Fertigkeitenunterricht bereitet die Lernenden auf die Praxis vor, ersetzt jedoch nicht die Praxis.

Die vom Fertigkeitenunterricht und vom Training unter Laborbedingungen zu erwartenden Effekte werden in der Literatur [13] wie folgt beschrieben.

Es wirkt „ersparend"

Fertigkeitentraining erspart dem Empfänger unnötige Unannehmlichkeiten, da er im Klinikalltag nicht länger durch unsichere und wenig geschickte Lernende belastet wird. Es erspart den Lernenden unnötigen Streß, indem die „Konfrontation" mit der Praxis dosiert wird.

Es erspart den Lehrern unnötige Anstrengung. Lernen ist ein Prozeß, der sich beim Lernenden vollzieht. In diesem Sinne sollte zwischen Lernenden und Lehrern hinsichtlich der Belastung ein Unterschied bestehen [10].

Es ist lernpädagogisch „besser"

Fertigkeitentraining kennt einen Aufbau von einfach nach komplex, wobei es erlaubt ist, Fehler zu machen. Wiederholungsmöglichkeiten werden regelmäßig angeboten, und man ist unabhängig vom zufälligen Empfängerangebot. Ein direktes Feedback von Lehrern oder Lernenden ist gewährleistet.

Es erhöht den Nutzeffekt

Lernende sind geschickt und motiviert. Sie erleben mehr Freude am Studium. Ein positiver Einfluß auf den Kenntniserwerb und auf die Entwicklung der Einstellung ist spürbar. Lernende entdecken schneller ihre Grenzen, wodurch eine frühzeitige Selbstselektion möglich ist [3].

Ein weiterer Effekt ist, daß Lehrer sich vermehrt über angestrebte Zielsetzungen, erwünschtes Zielverhalten, die Standardisierung von Fertigkeiten und über die Unterrichtsmethodik abstimmen müssen.

1.3 Standardisierung von Fertigkeiten

Van Meer und Robroek [13] definieren eine Fertigkeit folgendermaßen: *„Es wird von einer Fertigkeit gesprochen bei einer aus mehreren Bestandteilen bestehenden, gezielten Handlung, bei der die verschiedenen Bestandteile ein unteilbares Ganzes bilden, während ein Lehrprozeß erforderlich ist, um die Beherrschung der Handlung zu erwerben.“*

Aus dieser Umschreibung sind einige Merkmale ersichtlich, wie zum Beispiel ein Lernprozeß, der erforderlich ist, um das Beherrschen einer Handlung zu erlangen, und eine Zielgerichtetheit. Weiter darf man von einer gewissen Komplexität ausgehen, und es ist eine logische Reihenfolge erforderlich.

Der Oberbegriff „pflegerische Fertigkeiten" umfaßt zwei Arten von Fertigkeiten:

- einerseits die psychomotorischen Fertigkeiten, also ein Handlungspotential, das hauptsächlich für manuelle Tätigkeiten der Pflegenden erforderlich ist;
- andererseits die sozialen Fertigkeiten, die im allgemeinen keine spezifische motorische Aktivität erfordern und an psychische und soziale Prozesse gebunden sind.

Pflegerische Fertigkeiten bestehen aus verschiedenen Komponenten [21], die neben Wissen, Routine, Mut und Selbstvertrauen auch Geschicklichkeit und die soziale Komponente umfassen.

Ein Standard ist ein von der Berufsgruppe vereinbartes Versorgungsniveau. Beim Standardisieren von Fertigkeiten handelt es sich darum, bestimmte Fertigkeiten so zu umschreiben, daß das professionell erwünschte und erreichbare Niveau zum Ausdruck kommt und schriftlich festgehalten wird. Oft wird der Fertigkeitsstandard in Form eines Protokolls gestaltet.

Es handelt sich bei der Standardisierung von Fertigkeiten zunächst um jene pflegerischen Fertigkeiten, die im Ansatz, innerschulisch vermittelt werden. Zwei Argumente für die Wahl innerschulisch anzulernender Fertigkeiten werden in der Literatur [13] erwähnt:

- Wie wünschenswert ist die Aufnahme der Fertigkeit in das innerschulische Training? Dazu heißt es u. a.:
  - Was kommt in der Praxis oft vor?

- Welche beruflichen Fertigkeiten sind kritisch in dem Sinne, daß dabei keine Fehler gemacht werden dürfen oder in der Praxis oft gemacht werden?
- Welche Fertigkeiten sind praktikumsvorbereitend und streßreduzierend?
- Sind die Fertigkeiten im innerschulischen Training durchführbar? Dazu heißt es u. a.:
  - In welchem Umfang werden Fertigkeiten unterrichtet?
  - Welche und wieviele Übungs- und Feedback-Möglichkeiten gibt es?

Wenn man sich für die innerschulisch zu vermittelnden Fertigkeiten entschieden hat, sollten diese analysiert werden. Van Parreren [14] schlägt für die Analyse von Fertigkeiten vor, Pflegende laut denkend den erwünschten Handlungsverlauf festlegen zu lassen. Dabei sollten u. a. folgende Fragen gestellt werden:

- Welche Handlung führt die bzw. der Pflegende durch und in welcher Reihenfolge?
- Weshalb läßt sie bzw. er das eine dem anderen vorangehen?

Van Meer und Robroek [13] kommen aufgrund dieser Argumente zu folgender Verfahrensweise: Durch voneinander unabhängiges Denken wird der erwünschte Handlungsverlauf festgelegt. Die entstandenen Protokolle werden kombiniert und die Teilfertigkeiten bestimmt. Danach werden Pflegende in der Praxis beobachtet und Pflegeexperten befragt. In einer letzten Phase wird der endgültige Inhalt des Fertigkeitenschemas bestimmt.

Der Formulierung des Standards sollte besondere Aufmerksamkeit geschenkt werden. Die RUMBA-Anforderungen bieten hier Anhaltspunkte:

- **R**elevant   Bedeutsamkeit,
- **U**nterstandable   Verständlichkeit,
- **M**easurable   Meßbarkeit,
- **B**ehaviourable   Verhalten,
- **A**ttainable   Erreichbarkeit.

Auch soll bei der Entscheidung über die Frage, wie allgemein oder wie spezifiziert der Standard umschrieben werden soll, dem Anfangsniveau des Lernenden Rechnung getragen werden. Das Protokoll wird schematisiert wiedergegeben. Es empfiehlt sich, den Standard zugleich mit einem Beobachtungs- und Prüfungsinstrument zu entwerfen, wie zum Beispiel die Handlungsbewertungslisten [20]. Weiter ist es sinnvoll, für jede Fertigkeit oder Sammlung von Fertigkeiten Planungsgruppen zu bilden, denen außer Lehrern der Krankenpflege auch Pflegepraktiker angehören. Diese Praktiker könnte man auch Pflegeexperten nennen.

An dieser Stelle soll auch eine Verbindung zum Benner-Modell [2] und dem Modell des Kompetenzerwerbs von Dreyfus und Dreyfus [8] gezogen werden. Generell handelt es sich beim Erwerben und Vertiefen von Fertigkeiten um das „Wissen wie". Handlungsbewertungslisten haben für den Anfänger große Bedeutung, weil Anfänger sich meistens an meßbare Kriterien halten. Diese Listen enthalten vor allem meßbare Kriterien (RUMBA, s. o.). Handlungsbewertungslisten beeinhalten für fortgeschrittene Anfänger wichtige Komponenten, die schon einmal Bestandteil ihres Berufsalltags waren. Kompetente Pflegende planen bewußt und überlegt, ihre Beobachtungen sind abstrakt und analytisch. Die Listen analysieren eine Pflegeverrichtung nach den RUMBA-Kriterien. Erfahrene Pflegende können Handlungsbewertungslisten einsetzen, um schnell auf den Kern des Problems zu stoßen. Die Listen enthalten viele Handlungsgrundsätze. Dies sind verschlüsselte, nur für sie verständliche Anweisungen, auf denen ihre Wahrnehmungen beruhen. Pflegende auf Expertenstufe stehen in der Situation. Sie erfassen die Situation intuitiv und haben eine hohe Urteilsfähigkeit. Sie müssen aber gerade in Situationen, in denen sie keine Erfahrung haben, oder bei einer Neubeurteilung der Situation analytisch vorgehen. Handlungsbewertungslisten können meiner Meinung nach auch auf dieser Stufe der Pflegekompetenz eine Bedeutung haben, weil Experten oft Mühe haben, ihr klinisches Wissen zu beschreiben. Gerade diese Beschreibungen sind von großer Bedeutung für die Entwicklung und Erweiterung der Krankenpflege. Die Identifizierung pflegerischer Kompetenzen hat unwiderlegbare Vorteile.

Auch sollen einige Gefahren eines zu starken Anhaftens an Regeln und Standards erwähnt werden. Leistungssteigerungen finden gerade dann statt, wenn man auch einmal von den Regeln abweichen kann [8]. Handlungsbewertungslisten dürfen niemals in Zwänge und Beschränkungen ausarten und sollten nur da eingesetzt werden, wo sie der Situation und/oder den Pflegenden und den Empfängern in ihrer Pflegesituation dienen (s. Teil 2, Kap. 2.4)

1.4 Lernpsychologische Ausgangspunkte

Zur Einführung möchte ich Ihnen ein allgemeines Entwicklungsmodell [4] vorstellen, in dem deutlich zum Ausdruck kommt, welche pädagogischen Konflikte bei der Schaffung von didaktischen Situationen gelöst werden müssen. Es ist vor allem ein Konflikt zwischen *Führen* oder *Wachsen lassen*, zwischen *Lernen* und *Reifen*. In Tabelle 1.1 ist dieser Konflikt wiedergegeben.

Nebeneinander stehen das Individuum einerseits und die Umwelt andererseits. Kennzeichnend für das Individuum ist sein Drang zur Erkundung der Umwelt, kennzeichnend für die Umwelt ist die Stimulierung, die sich auf das Individuum richtet. In der Interaktion mit der Umwelt versucht das Individuum,

Tab. 1.1   Führen oder wachsen lassen?

Mensch		Umwelt
Veranlagung		Materielle Umwelt
Temperament		Soziale Umwelt
Zentralnervensystem		Erziehung
		Kultur
Entwicklungsplan	Interaktion	Stimulierung
Reifung	Struktur	Lernen

Tab. 1.2   Rezeptives oder entdeckendes Lernen?

Rezeptives Lernen	Lernen durch Entdecken
A Information erhalten	**A** Handeln
B Prinzipien verstehen	**B** Begreifen
C Spezifizieren	**D** Generalisieren
D *Handeln*	**D** *Handeln*

Strukturen zu entdecken, Schemata zu entwickeln, mit denen es sich in seiner Umwelt behaupten kann und die als Grundlage für folgende Entwicklungsstufen dienen. In diesem Anpassungs- und Entwicklungsprozeß werden zwei Phasen unterschieden, die *Akkomodation* und die *Assimilation* [15], welche sich mit unseren Begriffen *erwerben* und *verarbeiten* vergleichen lassen. Die Frage, vor der man in Erziehung und Unterricht fortwährend steht, ist, auf welchem von beiden Elementen – Erkundungsdrang oder Stimulierung – der Schwerpunkt liegen soll. In Tabelle 1.2 stehen sich zwei Auffassungen gegenüber, bei denen das *rezeptive Lernen* von der Betonung der Stimulierung ausgeht, während beim *Lernen durch Entdecken* an erster Stelle Anschluß an den Erkundungsdrang gesucht wird.

Es fällt auf, daß beide Auffassungen [13] zwar einer unterschiedlichen Route folgen, daß das beabsichtigte Ergebnis jedoch das gleiche ist. Auf den Fertigkeitenunterricht übertragen heißt dies, daß beide Formen des Lernens in ein wendiges kognitives und motorisches Schema einer bestimmten Fertigkeit münden sollten. Der Unterschied ist, daß beim rezeptiven Lernen allgemeine Prinzipien in konkreten Situationen angewendet werden sollen, während beim Lernen durch Entdecken konkrete Erfahrungen generalisiert in andere Situationen übertragen und darin angewendet werden sollen. Beide Formen des Lernens kennen als letzte Stufe das *Handeln*; dies ist logisch, weil sonst von *Beherrschen* nicht die Rede sein kann. Es hängt von vielen Faktoren ab, ob man in einer bestimmten Lernsituation am besten eine *darbietende Strategie* (rezeptives Lernen) oder eine *Entdeckungsstrategie* (Lernen durch Entdecken) wählt. Zu diesen Faktoren zählen beispielsweise:

- Komplexität der zu erlernenden Fertigkeit,
- Lernstil der Lernenden,
- zur Verfügung stehende Ausbildungszeit,
- Gruppengröße,
- Leitgedanken der Schule.

1.4.1   Ausgangspunkte zur Schaffung von Lernsituationen

Welche Entscheidung auch immer getroffen wird, beim Unterricht werden die Lernenden immer eine Form der Strukturierung erfahren. Bei beiden Formen des Lernens sollte man darauf achten, den Erkundungsdrang Lernender nicht zu stark einzuschränken, da dieser der Motor ist, mit dem die Entwicklung in Gang

gesetzt und gehalten wird. Nachstehend folgen einige allgemeine Ausgangs-
punkte [13], die bei der Schaffung von Lernsituationen beachtet werden sollten:

- Erkundungsdrang und Einstellung auf das Erkundungsniveau aktivieren;
- Ungleichheit der Anstrengung berücksichtigen;
- zwischen Akkomodation und Assimilation abwechseln;
- sowohl reproduktive als auch produktive Fertigkeiten anbieten.

Aktivierung des Erkundungsdrangs und Einstellung auf das Erkundungsniveau

In einer Berufsausbildung wird Erkundung dadurch stimuliert, daß das Lernen
mit einer deutlichen Berufsperspektive verbunden wird. An erster Stelle wird
hier die Bedeutung des Fertigkeitenunterrichts unterstrichen. Fertigkeiten reprä-
sentieren die spätere Berufspraxis. Dies kann dadurch stimuliert werden, daß
regelmäßig praxisbezogene Aufträge erteilt werden. Im Fertigkeitenunterricht
sollten sowohl die kognitiven Komponenten als auch die motorischen und die
psychosozialen Komponenten an die Reihe kommen. Beherrschen pflegerischer
Fertigkeiten bedeutet, daß man gegebenenfalls oft in Streßsituationen tätig werden kann. Beim Fertigkeitentraining wird das kognitive Element vielfach zu
stark betont und die Entwicklung der Motorik zu wenig oder gar nicht hervor-
gehoben.

Ungleichheit der Anstrengung berücksichtigen

Welche Form des Unterrichts man auch bevorzugt, man wird immer aufpassen
müssen, daß die Stimulierung durch den Lehrer nicht die Lernaktivitäten des
Lernenden übernimmt oder sie unmöglich macht. Die Tätigkeit des Lehrers
sollte darauf gerichtet sein, den Lernenden bessere Fortschritte erzielen zu lassen, als er ohne diese Stimulierung hätte erzielen können. Lernen ist ein aktiver
Prozeß, der sich beim Lernenden vollziehen soll, und dieser wird dann auch die
größere Aktivität entfalten müssen. Es verträgt sich mit keiner einzigen Auffas-
sung über das Lernen, dem Lernenden eine passive und konsumierende Rolle
zuzuweisen [10].

Abwechslung zwischen Akkomodation und Assimilation

Innerschulisch angelernte Fertigkeiten sollen in wechselnden außerschulischen
Situationen, also in der Praxis angewendet werden können. Dazu ist es notwen-
dig, wiederholt und unter wechselnden Umständen zu üben. So entsteht ein
Trainingsschema von alternierenden Akkomodations- und Assimilationsperi-
oden, die erforderlich sind, um sich echte Beherrschung aneignen zu können.
Diese Abwechslung ist in Abbildung 1.1 skizzenhaft dargestellt.

Sowohl reproduktive wie produktive Fertigkeiten anbieten

Fertigkeitenunterricht soll sowohl reproduktive als auch produktive Fertigkeiten
umfassen [16]. Es ist von reproduktiven Fertigkeiten die Rede, wenn ein Automatismus entwickelt werden kann; von produktiven Fertigkeiten spricht man,

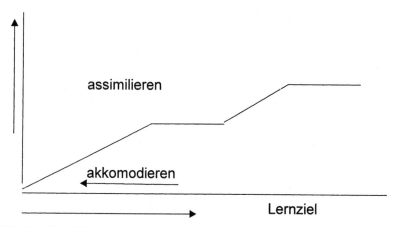

Abb. 1.1   Die Akkomodations- und Assimilationsperioden nach Piaget

wenn die Situation dies nicht zuläßt. Die Ausführung von Fertigkeiten ist immer ein Zyklus von Aktivitäten:

* Schritt A: Wahrnehmung der relevanten Stimuli;
* Schritt B: Wachrufen relevanter erforderlicher Kenntnisse;
* Schritt C: Planung der zutreffenden Handlung;
* Schritt D: Ausführung dieser Handlung, wonach Schritt A wieder aktuell wird.

Es kennzeichnet die reproduktiven Fertigkeiten, daß dabei, wenn sie einmal beherrscht werden, die Schritte B und C übergangen werden. Produktive Fertigkeiten kennzeichnen sich dagegen gerade dadurch aus, daß die Schritte B und C betont werden. Ein solcher Unterschied soll für den vorausgehenden Lernprozeß Konsequenzen haben. Zusammenfassend kann man sagen, daß vor allem bei produktiven Fertigkeiten das Lernen durch Entdecken eine größere Rolle spielen sollte als bei den reproduktiven Fertigkeiten. Im Unterricht wird es oft vorkommen, daß reproduktive Fertigkeiten Teil einer umfassenderen, produktiven Fertigkeit sind, zum Beispiel beim Verbandwechsel, wo das Anziehen von sterilen Handschuhen, als reproduktive Teilfertigkeit, eine wichtige Grundlage für die Durchführung der produktiven Fertigkeit, den Verbandwechsel selbst, bildet.

Eine ausreichende Beherrschung der reproduktiven Fertigkeiten kann dem Lernenden die Zeit und die Energie verschaffen, in Situationen, in denen produktives Handeln notwendig ist, die Lage zu erfassen und sein Handeln der Lage anzupassen.

1.4.2 Phasen des Fertigkeitenunterrichtes

Zum Schluß dieses Abschnitts folgen einige allgemeine Bemerkungen zu den verschiedenen Phasen [13], die in jeder Form des Fertigkeitenunterrichtes wiederkehren.

Die Orientierungsphase betrifft u. a. die Kenntnisse in bezug auf die zugrundeliegenden Begriffe, Regeln und Grundsätze. Auch die Zielsetzung, den Verlauf und die kritischen Punkte bei der Durchführung der Fertigkeit müssen in dieser Phase thematisiert werden. Das angestrebte Ziel ist die *mentale Beherrschung* der Fertigkeit. Diese Orientierungsphase beabsichtigt die Konkretisierung des kognitiven Schemas. Es betrifft die Verbalisierung der Fertigkeit. Welche Schritte mache ich und worauf soll ich achten?

Die Übungsphase beabsichtigt zu überprüfen, ob das kognitive Schema korrekt ist, um mit der Entwicklung eines dazugehörigen motorischen Schemas einen Anfang zu machen. Die Lernenden sollen die Fertigkeiten in der Form beherrschen, daß es vertretbar ist, sie unabhängig vom Lehrer weiterüben zu lassen, ohne daß das Einschleifen von Fehlern befürchtet werden muß. In dieser Phase ist es dann auch für Lernende wichtig, viel und unter wechselnden Verhältnissen zu üben.

Die Phase, in der Beherrschung erreicht wird, beabsichtigt, das neue Verhalten im Verhaltensrepertoir zu verankern, so daß es nicht vergessen wird und in anderen Pflegesituationen angewendet werden kann. Von Bedeutung ist in dieser Phase auch die Betonung des Rhythmus und der Koordination in der Ausführung.

1.5 Simulationen im Fertigkeitenunterricht

Bei der Aneignung von Fertigkeiten wird von verschiedenen Lernmitteln Gebrauch gemacht, um die Lernenden auf den Kontakt mit Patienten vorzubereiten. *Modelle* und *Rollenspiele* sind die bekanntesten Lehrmittel, mit denen den Lernenden geholfen wird, sich praktische Fertigkeiten anzueignen. Diese Lehrmittel bieten eine beschränkte Nachbildung der Wirklichkeit. Der Übergang in die praktische Situation erfolgt sehr abrupt, so daß die Lernenden unzureichend vorbereitet sind, wenn sie mit Empfängern in Kontakt kommen. Infolgedessen fungieren Empfänger in der Pflegepraxis notwendigerweise als Lehrmittel. Es leuchtet ein, daß dies eine unerwünschte Situation ist. Empfänger werden durch unsichere Lernende, die noch nicht sehr geschickt sind, zusätzlich belastet; Lernende befinden sich in einer komplexen Anlernsituation, da mehrere Lernziele zugleich angestrebt werden. Bei der Aneignung von Fertigkeiten lassen sich Lehrziele [5] unterscheiden, und so sollte für jedes dieser Lehrziele ein geeignetes Lehrmittel bestimmt werden:

- Der Erwerb von Technik und Systematik einer Fertigkeit: Man kann am besten mit dem Üben am Modell beginnen. Lernende können daran eine Handlung beliebig oft ausführen.
- Der Umgang mit den eigenen Gefühlsregungen und mit den Gefühlsregungen der anderen: Die Lernenden können am besten miteinander üben. Auf

der Grundlage der Beherrschung von Technik und Systematik einer Fertigkeit können sie in diesem Stadium der interpersonellen Seite der Ausübung
dieser Fertigkeit Aufmerksamkeit schenken.

- Die Integration verschiedener Teilfertigkeiten miteinander und die Integration von Fertigkeiten mit Kenntnissen: Für dieses Lehrziel bieten sich u. a.
Lernsituationen mit Hilfe von Empfängersimulationen als Ausweg an. Simulierte Empfänger sind gesunde Menschen, die auf die Darstellung einer
bestimmten Krankheitsrolle (Empfängerrolle) trainiert sind. Sie können
die psychosozialen und körperlichen Seiten eines bestimmten Leidens im
Kontakt mit Lernenden spielen, und anschließend dem Lernenden einen
Kommentar zu dessen Vorgehensweise und zu den Erfahrungen geben, die
seine Vorgehensweise beim simulierten Empfänger hervorrief. Simulierte
Empfänger dienen so als Zwischenstadium zwischen dem Üben miteinander und dem Üben in der Praxis. Auf diese Weise werden Lernende sanft
in die Berufspraxis eingeführt. Außerdem lassen sich während des Lernens
gemachte Erfahrungen besser standardisieren und dadurch besser beherrschen. Eine ganze Ausbildungsgruppe kann, vielleicht ohne Eingreifen des
Lehrers, individuell einen simulierten Empfänger sehen und ihm begeg-
nen, der für jeden dieselbe Rolle spielt. Differenzen im Ergebnis können
leicht auf Unterschiede in der Vorgehensweise und damit auf Differenzen
in den Fertigkeiten der Lernenden zurückgeführt werden (s. Teil 2,
Kap. 2.5).

- Die geschickte Anwendung der Fertigkeiten in verschiedenen Pflegesituationen: In dieser Situation sind Empfänger am besten geeignet. Manche
Befunde lassen sich simulieren, aber nicht alle. Außerdem kann nicht eine
so große Anzahl Empfängersimulationen zur Verfügung gestellt werden,
wie in einer Unterrichtssituation erwünscht wäre. Schließlich sollten die
oben beschriebenen Lehrmittel nicht als Ersatz für Kontakte mit Empfängern betrachtet werden, sondern lediglich als Vorbereitung auf diese Kontakte.

Empfängersimulationen haben im Unterricht verschiedene Funktionen. Abgese-
hen von übergreifenden Aspekten wie der Steigerung der Motivation und den
umfangreichen Möglichkeiten zur Evaluation, können mit diesem Lehrmittel
verschiedene Beherrschungsniveaus angestrebt werden:

- Erstens können Empfängersimulationen benützt werden, um Erscheinungs-
formen bestimmter Krankheitsbilder und die Folgen bestimmter sozialer
Fertigkeiten zu veranschaulichen.
- Zweitens kann mit Hilfe von Empfängersimulationen Einblick in bestimmte komplexe Erscheinungen, zum Beispiel die Gruppendynamik, ge-
schaffen werden.

Wenn man zu dem Schluß gekommen ist, daß der Einsatz von Empfängersimulationen für eine Ausbildung wertvoll ist, sollte eine Anzahl von Entscheidungen [5] getroffen werden, bevor man zur Anwendung dieses Lehrmittels schrei-
tet. Es sollte über folgende Fragen entschieden werden:

- In welchem Moment der Ausbildung haben Kontakte in Empfängersimulationen den größten Nutzen?
- Worin besteht das übrige Lehrstoffangebot in diesem Moment?
- „Man soll das Eisen schmieden, solange es heiß ist". Lernende sollen eine Empfängersimulation erhalten, die im Licht des übrigen in diesem Zeitraum angebotenen Lehrstoffs relevant ist.
- Welches Lehrziel bezweckt der Kontakt in der Empfängersituation?
- Welches Beherrschungsniveau strebt der Kontakt in einer Empfängersimulation an?

Erst wenn diesbezüglich Entscheidungen getroffen worden sind, kann man mit der Niederschrift der Rollen, mit der Auslese und mit dem Training mit simulierten Empfängern beginnen. Eine Rolle sollte dabei folgende Bestandteile [1, 5, 7] enthalten:

- biographische Angaben,
- Umstände des simulierten Kontaktes,
- spontane Information,
- nichtspontane Information,
- wie die Beschwerde erfahren wird,
- Erwartungen,
- Rollendeutung, Spielinstruktion,
- eventuell körperliche Symptome.

Die Videoaufzeichnung von Simulationen ist sehr hilfreich, um die Pflegesituation zu analysieren. Am Anfang ist es für die Lernenden nicht einfach, einer Aufnahme „ausgesetzt" zu sein. Wenn das Filmen mit einer Kamera regelmäßig im Unterricht stattfindet, ist diese Hemmschwelle niedriger, und dieses Hilfsmittel wird von den Lernenden als wertvoll akzeptiert.

Ein Beispiel einer Empfängersimulation wird im 2. Teil, Kap. 2.5 beschrieben.

1.6 Fertigkeiten und die Komplexität der Pflegesituation

Fertigkeiten werden immer wieder in Zusammenhang mit Begriffen wie „komplex" und „Komplexität" erwähnt. In Gesprächen mit Pflegenden, Lehrern für Krankenpflege und Lernenden tauchen regelmäßig Fragen auf, wie:

- Was ist Komplexität?
- Was macht eine Pflegesituation komplex?
- Woran lassen sich Situationen in ihrer Komplexität unterscheiden?

Die Antworten auf diese Fragen gehen öfters in die Richtung der Fertigkeiten, vor allem der manuellen Fertigkeiten, und werden gerne als Kriterien für die Einstufung der Pflegesituation in komplex oder nichtkomplex benützt. Ich möchte meine Gedanken über diese Komplexitätsfrage unter dem Aspekt des Fertigkeitentrainings beschreiben.

Der Begriff „Komplexität" ist ein systemtheoretischer Begriff und bezeichnet unter anderem den Grad der Vielschichtigkeit, der Vernetzung, der Veränderlichkeit und der Unvorhersagbarkeit einer Situation. Komplexe Situationen verändern sich im Zeitablauf meistens rasch und sind, auch bei genügend Informationen, nie vollständig durchschaubar [9].

Eine Vielzahl von Faktoren können das Maß der Komplexität einer Pflegesituation beeinflussen, zum Beispiel:

- Der Empfänger mit seinen Bedürfnissen, Nöten und Problemen, u. a.:
  - das Maß der Bedrohung;
  - Gesundheit, Krankheit und Verlauf;
  - das Vermögen des Empfängers, sich zu äußern, seine Kommunikation;
  - das Maß, in dem der Empfänger sich seiner Situation bewußt ist;
  - das emotionelle Erleben der eigenen Situation des Empfängers.
- Umgebung des Empfängers und ihre Umstände, u. a.:
  - die Anwesenheit anderer Disziplinen;
  - das Vorhandensein von Hilfsmitteln;
  - das Maß, in dem die Umgebung für den Empfänger zuverlässig, sicher und akzeptabel ist;
  - das Maß an Intensität in der Zusammenarbeit zwischen den verschiedenen Disziplinen;
  - die Struktur, der Umfang und die Kultur der Organisation, in der man tätig ist.
- Qualität der Pflegenden, u. a.:
  - das Maß, in dem man die Fähigkeit besitzt, in wechselnden Situationen zielgerichtet zu arbeiten;
  - Kenntnisse und Fähigkeiten bezüglich präventiver, diagnostischer und therapeutischer Maßnahmen;
  - Kenntnisse und Fähigkeiten in bezug auf die Kommunikation;
  - Erfahrungen und Intuition.
- Organisation und Kommunikation in der Institution/Abteilung u. a.:
  - die Verteilung professioneller Verantwortung und Kompetenzen;
  - das gegenseitige Verhältnis der verschiedenen zusammenarbeitenden Disziplinen;
  - die Bestimmung von Informations- und Kommunikationskanälen;
  - die Koordination innerhalb der Institution.

In der Durchführung pflegerischer Fertigkeiten geht es öfters um das Entscheiden und Handeln unter unsicheren Bedingungen, sowohl auf die Ausgangslage als auch auf die zu erwartenden Handlungsfolgen bezogen. Pflegende müssen dann auch die Folgen ihrer Handlungen bei der Durchführung pflegerischer Fertigkeiten aufmerksam beobachten.

Beim Trainieren pflegerischer Fertigkeiten verlangen wir von unseren Lernenden vielfältige Kompetenzen. Die Lernenden müssen dann auch lernen, verschiedene Denksysteme aufzunehmen.

Im Fertigkeitenunterricht wird es den Lernenden ermöglicht:
- die verschiedenen Teile (Komponenten) isoliert und im Zusammenhang zu betrachten,
- ihre Unsicherheiten anzunehmen,
- als Beobachterin bzw. Beobachter aufzutreten,
- Phänomene auf verschiedenen Ebenen zu betrachten sowie
- Logik und Gefühl zu verbinden.

Wie aus der Auflistung der möglichen Einflußfaktoren auf Seite 14 ersichtlich, sind pflegerische Fertigkeiten meiner Meinung nach „nur" ein kleiner Teil des Gesamtpakets einer möglichen Komplexität und niemals das einzige Kriterium zur Einstufung der Pflegesituation in komplex, weniger komplex oder nicht komplex.

1.7   Evaluation von Fertigkeiten

Wenn man Fertigkeiten prüft, ist es wichtig, sich u. a. folgende Fragen [20] zu stellen:

- Warum sollen Prüfungen stattfinden?
  - Hat die Prüfung zunächst den Zweck, Lernende und Lehrer über den momentanen Stand der Dinge zu informieren, also als Diagnostikum (formativ) zu wirken?
  - Oder hat die Prüfung den Zweck, über Lernende ein Urteil (selektiv) abzugeben, das vor allem für letztere Konsequenzen hat?
- Was soll geprüft werden?
  - Geht es um Kenntnisse (das Wissen) über Fertigkeiten, die Demonstration der Fertigkeit oder Kombinationen von beidem?
  - Soll man nur die am häufigsten auftretenden Fertigkeiten oder eben gerade Fertigkeiten, die nur ab und zu angewendet werden, prüfen?
  - Wann soll geprüft werden: regelmäßig und häufig oder gelegentlich, am Anfang oder am Ende eines Blockkurses, oder ...?
- Wie soll geprüft werden?
  - Benützt man offene oder geschlossene Fragen bei der Überprüfung des Wissens über die Fertigkeit?
  - Will man Kenntnisse mündlich prüfen?
  - Will man Prüfungsarbeiten schreiben lassen?
  - Will man durch direkte Beobachtung Fertigkeiten prüfen?
- Wer soll die Prüfung vornehmen, die Lehrer selbst oder die Diplomierten (Experten) einer Institution?
- Wie schwer wiegt die Prüfung?
  - Welchen Stellenwert hat die Prüfung in der Gesamtheit der Evaluationsaktivitäten?
  - Ist die Prüfung obligatorisch oder nicht?
  - Hat das Ergebnis Konsequenzen für den Lernenden?
  - Können Fertigkeitsergebnisse kompensiert werden oder können sie selbst kompensatorisch wirken?

- Welches sind die organisatorischen Möglichkeiten und/oder Unmöglichkeiten einer Ausbildungsinstitution?
- Wird der Unterrichtsstoff ausreichend spezifisch und eindeutig umschrieben, unterrichtet, und steht er dem Lernenden hinlänglich zur Verfügung?
- Ist die Förderung bezüglich des Bestehens oder Durchfallens in der Prüfung jedem bekannt?
- Stehen Räumlichkeiten, Materialien und Beurteilende in ausreichendem Maße zur Verfügung?

1.8   Möglichkeiten der Bewertung von Fertigkeiten

Es gibt verschiedene Bewertungsmöglichen für die Überprüfung der Fertigkeiten. Ihre Art und Weise ist u. a. abhängig von den Antworten auf die Fragen in Kapitel 1.7. Die folgende Kurzübersicht zeigt einige Beurteilungsvarianten mit Vor- und Nachteilen [7, 13, 20].

Selbsteinschätzung

Eine Selbsteinschätzungsliste ist leicht anwendbar, kostet aber viel Konstruktionszeit. Diese Liste ist als selektives Bewertungsinstrument nicht geeignet und gewährt keinen Einblick in das wirkliche Fertigkeitenniveau.

Fremdeinschätzung; Prüfung der Kenntnisse in bezug auf Fertigkeiten

Eine gute Prüfung der Kenntnisse in bezug auf Fertigkeiten kostet viel Konstruktionszeit und gibt keinen Einblick in das wirkliche Fertigkeitenniveau. Diese Prüfung ist als selektives und formatives Bewertungsinstrument verwendbar, und eine endzielorientierte Bewertung ist möglich.

Praktische Fertigkeitenprüfung

Eine Prüfung, die repräsentativ für die Praxis ist, kann das Studienverhalten positiv beeinflussen, die Konstruktion der Fertigkeitenprüfung ist zeitaufwendig und organisatorisch komplex. Sie eignet sich, um Studienfortschritte zum Nutzen des Lernenden wie auch des Lehrers anzuwenden. Die Fertigkeitenprüfung ist als formatives und selektives Bewertungsinstrument verwendbar. Außerdem sind Wissen und Haltung „beobachtbar".

2 Umsetzung, Anwendung und Beispiele

2.1 Orientierungsaufträge als Vorbereitung auf das Training

2.1.1 Einleitung

Folgende Orientierungsaufträge dienen als Vorbereitung auf den Fertigkeitenunterricht und werden an einem Studientag, ungefähr sechs Wochen vor Beginn des Blockkurses, an die Lernenden abgegeben. Die Lernenden versuchen am Praktikumsort, die erwähnten Fertigkeiten zu beobachten und orientieren sich in der Literatur. Diese Orientierungsaufträge werden zu Beginn des Blockkurses dem zuständigen Lehrer abgegeben, dieser kann diese Orientierungserfahrungen in den Unterricht integrieren und Bezug darauf nehmen. Lernende beurteilen diese Orientierungsaufträge als wertvoll, und sie fördern die Motivation für den Fertigkeitenunterricht. Auch bleibt damit die Unterrichtsmethodik dynamisch. Der Umfang dieser Aufträge kann geringer oder größer sein. Die Wahl der Fertigkeiten ist variabel, wird aber bestimmt durch die Entscheidungen, die wir bei der Standardisierung von Fertigkeiten getroffen haben (s. Teil 1, Kap. 1.3). Zwei Beispiele:

- Orientierungsauftrag im 1. Praktikum als Vorbereitung auf den 2. und 3. Blockkurs.
- Orientierungsauftrag im 2. Praktikum als Vorbereitung auf den 4. Blockkurs.

2.1.2 Orientierungsauftrag im 1. Praktikum als Vorbereitung auf den 2. und 3. Blockkurs

1. Orientierung:

Blutentnahme
- Werden auf Ihrer Abteilung Blutentnahmen gemacht?
- Welche, und warum werden sie gemacht?
- Sammeln Sie Laborblätter, die zu diesen Blutentnahmen gehören.
- Beobachten Sie, wenn möglich, mehrere Blutentnahmen, durchgeführt von verschiedenen Kollegen.
- Wie geht man vor, und gibt es dabei Unterschiede?

2. Orientierung:

Verbandwechsel
- Werden auf Ihrer Abteilung Verbandwechsel gemacht?
- Welche, und warum werden sie gemacht?
- Beobachten Sie, wenn möglich, mehrere Verbandwechsel, durchgeführt von verschiedenen Kollegen.
- Wie geht man vor, und gibt es dabei Unterschiede?

3. Orientierung:

Subkutane Injektion
- Werden auf Ihrer Abteilung subkutane Injektionen ausgeführt?
- Warum finden sie statt?
- Beobachten Sie, wenn möglich, mehrere subkutane Injektionen, durchgeführt von verschiedenen Kollegen.
- Wie geht man vor, und wo liegen die Unterschiede?
- Beobachten Sie, wenn möglich, eine intramuskuläre Injektion.

4. Orientierung:

Pflegeanamnese
- Beobachten Sie eine Pflegeanamnese oder mehrere Pflegeanamnesen.
- Wie geht man vor, und wo liegen die Unterschiede?
- Sammeln Sie Anamneseformulare.

Falls es Ihnen nicht möglich ist, gewisse Techniken zu beobachten, so orientieren Sie sich in der Literatur darüber z. B. bei Juchli [11].

Die Antworten des Orientierungsauftrages sind kurz und sachlich zu beschreiben. Bitte diese vier Bereiche separat auf A4-Format beschreiben.

2.1.3   Orientierungsauftrag im 2. Praktikum als Vorbereitung auf den 4. Blockkurs

1. Orientierung:

Magensonde einlegen, Sondenkost verabreichen, Magensonde
entfernen. Empfänger mit PEG-Sonde
- Welches sind die Indikationen für das Einlegen einer Magensonde?
- Beobachten Sie das Einlegen und/oder das Entfernen einer Magensonde.
- Beobachten Sie die Verabreichung von Sondenkost.
- Beobachten Sie Pflege des Empfängers mit einer PEG-Sonde.

2. Orientierung:

Der Empfänger mit einer Infusion
- Welches sind die Indikationen für eine Infusionstherapie?
- Was sind die Voraussetzungen für die Infusionstherapie?
- Beobachten Sie das Vorbereiten und Umhängen einer Infusion und die Beobachtung des Empfängers mit einer Infusion.

- Welches sind die Gefahren einer Infusionstherapie?
- Beobachten Sie das Einlegen eines Venenverweilkatheters.

3. Orientierung:

Entfernen von Fäden und Klammern
- Beobachten Sie die Wundpflege des Empfängers mit Fäden und/oder Klammern.
- Beobachten Sie das Entfernen von Fäden und/oder Klammern.

4. Orientierung:

Empfänger mit einem Drain
- Erkundigen Sie sich über Zweck, Drainagearten und -materialien.
- Beobachten Sie die Wundpflege des Empfängers mit einem Drain.
- Beobachten Sie das Entfernen und/oder Kürzen des Drains beim Empfänger.

5. Orientierung:

Instruktion eines Empfängers
- Beobachten Sie eine oder mehrere Instruktionen beim Empfänger.
- Wie geht die Pflegende vor, und wo gibt es Unterschiede?

6. Orientierung:

Einführung eines neuen Mitarbeiters
- Beobachten Sie die Einführung eines neuen Mitarbeiters.
- Sammeln Sie Einführungsdokumente.

Falls es Ihnen nicht möglich ist, gewisse Techniken zu beobachten, so orientieren Sie sich in der Literatur darüber z. B. bei Juchli [11].

Die Antworten des Orientierungsauftrages sind kurz und sachlich zu beschreiben. Bitte diese sechs Bereiche separat auf A4-Format beschreiben.

2.2 Einführung der Lernenden in den Fertigkeitenunterricht

2.2.1 Einleitung

Die folgenden Kapitel 2.2.2 bis 2.2.7 geben eine Einführung in den Fertigkeitenunterricht. Sie umfassen die wichtigsten theoretischen Begriffe, eine Bestimmung der Anfangssituation und das Vorgehen im Fertigkeitenunterricht. An dieser Stelle soll auch auf folgende *juristische Zusammenhänge* [6] hingewiesen werden:

- Es besteht keine Verpflichtung zur Teilnahme am Fertigkeitenunterricht. Eine Einwilligung der Lernenden ist darum nötig.
- Es muß eine ausreichende Aufklärung über mögliche Gefahren bei der Durchführung von Fertigkeiten stattfinden.

- Es darf keine Sittenwidrigkeit bestehen.
- Eine Einführung in pflegerische Maßnahmen bei Komplikationen muß stattfinden.
- Eine unmittelbare Aufsicht von Seiten des Lehrers muß garantiert sein.
- Das Training muß also in kleinen Gruppen stattfinden.

In dieser Einführung sind auch Wissenskomponenten in Form eines Rechentests integriert. Es handelt sich um eine Selbsteinschätzung in medizinischem Rechnen, bei der Lernende sich, bei ungenügendem Resultat, weiterhin mit dem Rechnen auseinandersetzen müssen. Dazu soll noch erwähnt werden, daß man sich während dieser Einführung genügend Zeit nehmen muß, um mit den Lernenden die affektiv-psychologische Komponente zu thematisieren. Hiermit ist vor allem das Selbstvertrauen der Lernenden gemeint. Es existieren am Anfang des Fertigkeitentrainings viele Ängste und Unsicherheiten, zum Beispiel können die Beobachtungen und das Feedback für Lernende bedrohlich wirken. Die in diesem Manuskript beschriebenen Abläufe müssen natürlich auch von den verschiedenen am Fertigkeitenunterricht teilnehmenden Lehrern einheitlich eingehalten werden. Dies stellt dann auch hohe Anforderungen an die Koordination, Kommunikation und Organisation von Lehrern, die am Fertigkeitenunterricht beteiligt sind. Ein Fertigkeitenkoordinator wäre empfehlenswert.

2.2.2 Allgemeine Zielsetzungen

- Lernende erklären den Unterschied und den Zusammenhang zwischen psychomotorischen und sozialen Fertigkeiten in der Pflege.
- Lernende können den Zweck und das Vorgehen im Fertigkeitenunterricht nachvollziehen.
- Lernende sind bereit, an- und miteinander zu üben.
- Lernende entdecken und benutzen die „Transfermöglichkeiten" des Fertigkeitenunterrichts (Wissen).
- Lernende empfinden und erleben den Zusammenhang zwischen Pflegetechniken und den psychosozialen Aspekten einer Pflegesituation (Haltung).

2.2.3 Ausgangssituation und Vorbereitung

A.

Beschreiben Sie kurz und sachlich, welche Erfahrungen Sie in bezug auf die erwähnten Pflegetechniken schon gemacht haben, zum Beispiel:
- Welche Fertigkeiten haben Sie beobachtet?
- Bei welcher Fertigkeit haben Sie eventuell assistiert?
- Welche Fertigkeiten haben Sie selber schon ausgeführt?
- Was für Erfahrungen haben Sie dabei gemacht?
- Haben Sie schon theoretische Kenntnisse in bezug auf erwähnte Techniken erworben?

B.

Was möchten Sie lernen?

Die theoretische Vorbereitung ist eine wichtige Voraussetzung! Orientieren Sie sich an:
* Literaturangaben der Lehrer,
* Handlungsbewertungslisten,
* Anatomie und Physiologie aus dem 1. Blockkurs,
* Krankheitslehre aus dem 2. Blockkurs.

2.2.4   Begriffsbestimmungen

Außer Wissen und Haltung sollten Pflegende eine große Anzahl Fertigkeiten besitzen. Pflegerische Fertigkeiten werden theoretisch unterteilt in:
* psychomotorische Fertigkeiten,
* soziale Fertigkeiten.

Als *psychomotorische Fertigkeiten* umschreiben wir das deutlich sichtbare/kontrollierbare Handeln in einer Pflegesituation. Es sind Handlungen, die hauptsächlich manuelle Aktivitäten der Pflegenden erfordern.

Interpersoneller Art sind *soziale Fertigkeiten*. Sie erfordern im allgemeinen wenig oder keine materiellen Hilfsmittel und keine spezifischen psychomotorischen Aktivitäten. Sie sind an psychische und soziale Prozesse gebunden.

In der Pflegesituation, also dort, wo sich Empfänger und Pflegende treffen, müssen psychomotorische und soziale Fertigkeiten zusammengeführt werden.

Der Fertigkeitenunterricht hat den Zweck, innerschulisch Fertigkeiten anzulernen und daß, wenn möglich, von einer gewissen Beherrschung die Rede ist, bevor die Lernenden die jeweilige Fertigkeit in der Pflegepraxis anwenden.

2.2.5   Komponenten pflegerischer Fertigkeit

Kognitive Komponente

Hiermit wird auf das erforderliche *Wissen* gezielt, um zu verstehen, *wie* die Handlung verrichtet werden soll, *weshalb* dies so geschehen soll und *was* das Ergebnis sein soll.

Psychomotorische Komponente

Sie betrifft die Ausführung der Handlung auf die *richtige Weise* und in der *richtigen Reihenfolge*. Sie sollte in der Form eines *Schemas* im Verhaltensmuster verankert werden. Es handelt sich also um einen *Automatismus*.

Affektiv-psychologische Komponente

Hiermit ist gemeint, daß der *Mut* und das *Selbstvertrauen* angelernt werden sollten, um die Fertigkeit in der realen Situation anwenden zu können.

Geschicklichkeitskomponente

Wenn eine Fertigkeit gut beherrscht wird, kann diese auch *in unterschiedlichen Pflegesituationen* sorgfältig, schnell und flexibel angewendet werden.

Soziologische Komponente

Auch wenn von Pflegetechniken die Rede ist, sprechen wir auch immer über Pflegesituationen. Innerhalb dieser Situationen ist *die Begegnung mit dem Empfänger* von großer Bedeutung.

Innerhalb eines empfängerzentrierten Leitbildes ist also für „Nur-Techniker" kein Platz! Wenn man aber die Technik beherrscht, sollte man innerhalb der Pflegesituation auch ein Auge für den Empfänger mit seinen Fragen, Problemen und Nöten haben.

Jeder dieser Komponenten wird im Fertigkeitenunterricht Aufmerksamkeit gewidmet. Erst wenn eine Lernende in jeder einzelnen Komponente geschickt ist, ist von einer Beherrschung der Fertigkeit die Rede.

2.2.6 Bestimmung der Ausgangssituation

Wie wichtig finde ich, finden wir das Üben von Fertigkeiten an- und miteinander? Unter welchen Voraussetzungen [19] soll das Üben aneinander stattfinden?

Diskutieren Sie in Ihrer Gruppe folgende Aussagen:

- Ein wichtiger Grund für das Üben an- und miteinander ist, daß:
  - in der Praxis nicht am Empfänger geübt wird;
  - ich am eigenen Leibe verspüre, was Empfänger empfinden;
  - ich mir eigener Gefühlsregungen und des eigenen Verhaltens bewußter werde;
  - ich lerne, mit den Gefühlsregungen anderer umzugehen;
  - ich beliebig oft üben kann.
- Beim Demonstrieren einer Fertigkeit, finde ich es unangenehm:
  - wenn andere Lernende zuschauen;
  - wenn ein Lehrer oder eine diplomierte Pflegende zuschaut;
  - von Mitlernenden kritisiert zu werden;
  - vom Lehrer oder einer diplomierten Pflegenden kritisiert zu werden.

2.2.7 Der Fertigkeitenunterricht

In dieser Unterrichtsform wird eine Fertigkeit aktiv trainiert, kontrolliert und von einem verantwortlichen Lehrer im Fach Krankenpflege begleitet.

Im Laufe der Sequenz werden der „Echtheitsgrad" und somit auch die Komplexität zunehmen, zum Beispiel dadurch, daß man zunächst am Phantom, dann aneinander und schließlich in simulierten oder auch in realen Pflegesituationen übt, wie am Beispiel der venösen Blutentnahme:

- Üben an *Modellen,* zum Beispiel am „Infusionsarm";
- Lernende üben *gegenseitig;*
- Üben mit „bekannten Fremden", den sogenannten *simulierten* Pflegesituationen;
- Üben in der Abteilung am Empfänger, die *reale* Pflegesituation und zugleich die Prüfungssituation (s. Kap. 2.6.2).

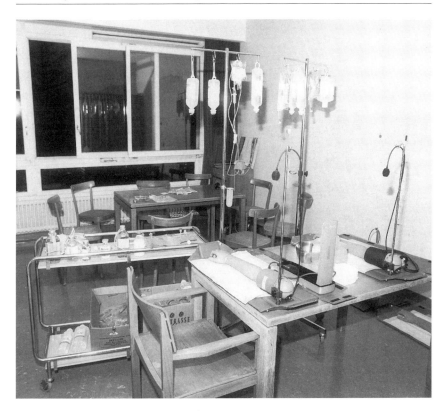

Abb. 2.1   Das Fertigkeitenlaboratorium

Phase 1:

Vorbereitung

- Studieren Sie die Literatur, um über die theoretischen Hintergründe hinsichtlich der Fertigkeiten zu verfügen.
- Benutzen Sie den Orientierungsauftrag.
- Studieren Sie die zur Fertigkeit gehörende Handlungsbewertungsliste.

Phase 2:

Information

Der Lehrer begründet die Notwendigkeit der Fertigkeit und schildert neben praktischen Situationen, in denen diese Fertigkeit angewendet wird, auch die Art und Weise, wie Empfänger und Pflegepersonal diese Pflegesituation erfahren können. Hier bietet sich die Gelegenheit, Fragen zu stellen, zum Beispiel Fragen aus der Vorbereitungsphase, und Erfahrungen aus der Beschreibung der Ausgangssituation auszutauschen. In diesem Stadium wird genau besprochen, was verlangt wird, was gelernt wird und wie gearbeitet wird.

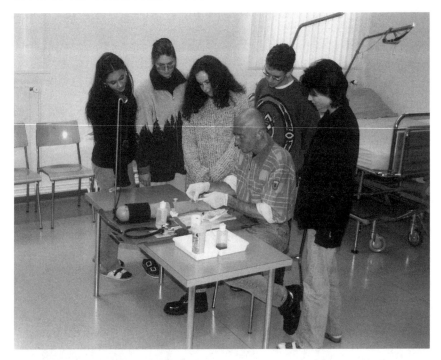

Abb. 2.2   Phase 3, die Vorführung

Phase 3:

Vorführung

Um eine bessere Einsicht in das verlangte Endverhalten zu gewinnen, zeigt der
Lehrer die Fertigkeit, eventuell mittels eines Lehrfilms oder eines Videos. Er
zerlegt wo nötig oder erwünscht die Handlung in eine Anzahl Teilfertigkeiten
und erklärt die Eigenschaften des Materials sowie die Schwierigkeiten, die bei
der Ausführung der Fertigkeit zu erwarten sind. Er erwähnt auch Merkmale, die
besonders zu beachten sind.

Phase 4:

Üben

Diese Phase umfaßt die Ausführung der pflegerischen Handlungen. Erst werden
die Teilfertigkeiten angelernt, zum Beispiel die Injektion mit ihren Teilfertigkeiten:

- Umgang mit Ampullen,
- Injektionsflüssigkeit aufziehen,
- Injektionsspritze entlüften,
- Injektionstechnik einüben.

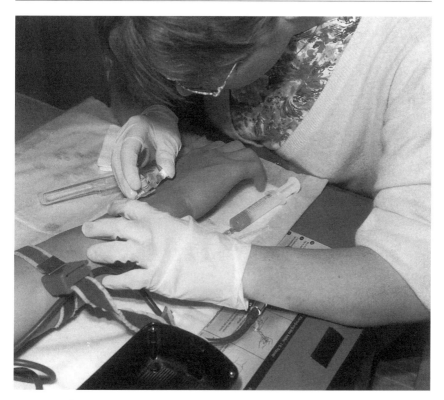

Abb. 2.3 Üben am Modell

Wenn die Beherrschung aller Teilfertigkeiten erreicht ist, werden diese in der richtigen Reihenfolge miteinander verknüpft und als ganze Handlung eingeübt, bis zur korrekten Demonstration der Fertigkeit.

Wichtig ist, daß eventuelle Fehler möglichst früh erkannt und korrigiert werden.

Am Anfang gibt der Lehrer Feedback und kontrolliert. In einem späteren Stadium können die Lernenden einander selbst auf Fehler hinweisen und die Rolle des Lehrers übernehmen. Die Handlungsbewertungsliste ist dazu ein hilfreiches Instrument.

Ein wichtiger Bestandteil der Phasen 3 und 4 ist das sogenannte Verbalisieren, das heißt, daß vor Beginn der Handlung die einzelnen Schritte in Worte gefaßt werden sollen. Dies hat den Zweck, das Vorgehen der Handlung zu reflektieren und zu überprüfen.

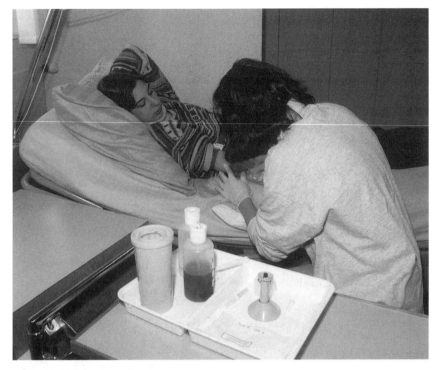

Abb. 2.4   Lernende üben gegenseitig

Phase 5:

Wiederholung
In dieser Phase geht es um das selbständige Weiterüben, damit die Handlung
schließlich korrekt ausgeführt werden kann. Dies ist die erste Stufe des Beherr-
schens. Diese Phase ist zugleich eine wichtige Vorbereitung auf die Beurteilung
der Fertigkeit und auf das Praktikum. Die Wiederholung soll nicht ausschließ-
lich auf die Technik gerichtet sein, sondern gleichermaßen auf verschiedene
Pflegesituationen übertragen werden, und die Lernenden sollen durch Gespräche in Kontakt mit dem Empfänger treten.

2.3   Organisatorische Überlegungen

2.3.1   Personelle Bedingungen

Meiner Meinung nach ist es für eine Organisation wichtig, so wenig wie möglich dem Zufall zu überlassen. Für den Fertigkeitenunterricht bedeutet dies, daß
ein Schulteam sich gut organisiert und daß der Kommunikationsfluß möglich
ist. Ein Team darf nicht abhängig sein von einer Person, die weiß, was und wie
„es" läuft. Von der anderen Seite betrachtet, sollte man auch die „Spezialitäten"

des einzelnen Lehrers nützen. Man kann also den Fertigkeitenunterricht „groß"
oder „klein" gestalten und den personellen Umständen anpassen.

2.3.2   Räumlichkeiten und Planung

Auch zu den Räumlichkeiten kann man sagen, daß diese wohlüberlegt genutzt
werden sollten. Eine interessante Variante ist sicherlich auch der Praktikumsort,
an dem eventuell Räumlichkeiten zur Verfügung gestellt werden können, und in
der Regel – gerade für den Fertigkeitenunterricht – gerne zur Verfügung gestellt
werden.

Das Stationsmodell

Vier Lehrer trainieren parallel vier bis maximal sechs Lernende an vier verschiedenen Stationen. Jede Station hat ihre eigene Fertigkeit. Die Lernenden
wechseln jeden Tag „ihre" Station, also die Fertigkeit (Tab. 2.1 und 2.2).

Tab. 2.1   Das Stationsmodell

	Montag	Dienstag	Mittwoch	Donnerstag
Lehrer	Gruppen			
EV	1	2	3	4
SB	2	3	4	1
PM	3	4	1	2
KB	4	1	2	3

**Tab. 2.2   Ein Beispiel: Fertigkeitentraining, Woche 2, Montag – Donnerstag,
8.00 – 15.00 Uhr**

Zimmer	Lehrer	Thema	Lernende	
Praktisch Schulzimmer (gelb)	EV	Magensonde einlegen	Gruppe 1	Petra Brigitte Claudia
Praktisch Schulzimmer (rot)	SB	Infusionen richten	Gruppe 2	Cilla Esther Tamara
Theorie- zimmer (grün)	PM	Venenverweil- katheter einle- gen	Gruppe 3	Edith Irene Elsbeth Sandra
Gruppenraum	KB	Fäden, Klam- mern, Drains entfernen	Gruppe 4	Paula Sandra Gaby

Diese Organisationsvariante hat einige Nachteile, unter anderem:
* die Besetzung von mehreren Räumlichkeiten gleichzeitig und
* das Einplanen von vier Lehrern gleichzeitig.

Diese organisatorischen Nachteile sind meiner Meinung nach unbedeutend im Vergleich zu den pädagogischen und qualitativen Vorteilen, wie:
* die Gewährleistung der individuellen Begleitung der Lernenden,
* eine Gewährleistung der Sicherheit infolge der kleinen Gruppen,
* die Möglichkeit eines wirklich intensiven Trainings, wobei Lernende immer aktiv sein können und wollen.

Wie schon angedeutet, ist dies nur eine Variante. Man kann/muß dieses Unterrichtsmodell den organisatorischen Möglichkeiten und/oder Unmöglichkeiten einer Ausbildungsinstitution anpassen. Empfehlenswert sind sicherlich die kleinen Gruppen von vier bis maximal sechs Lernenden pro Training, wodurch auch die juristische Überlegung beachtet wird.

Das Wiederholungstraining ist eine absolute Bedingung im Fertigkeitenunterricht und muß auch in den folgenden Blockkursen bewußt aufgenommen werden. Hier könnte ein „Fertigkeitenkoordinator" wesentliche Vorbereitungen treffen. Die zu trainierenden Fertigkeiten können von Lernenden nach Wunsch eingegeben werden. Die Art der Fertigkeit könnte auch mit dem Übersichtsblatt zu den Fertigkeiten (s. Kap. 2.8) in Zusammenhang stehen.

Die Formen des Wiederholungstrainings können variieren, zum Beispiel:
* lehrerunabhängig,
* mit dem Lehrer,
* an Modellen oder durch Simulationen,
* als formative Lernkontrolle,
* als Vorbereitung auf eine selektive Lernkontrolle,
* als Praktikumsvorbereitung,
* als persönliche Zielsetzung.

Lernende teilen dem verantwortlichen Lehrer mit, welche Fertigkeit, warum, wann, wie und mit wem oder was sie trainieren.

2.3.3   Materialien

Die Anschaffung von Trainingsmodellen und der Einsatz von genügend Pflegematerialien ist wichtig. Eine wohlüberlegte Einschätzung des Ist- und Soll-Zustandes in bezug auf die Materialien ist notwendig. Auch hier spielen die Kontakte zu den Praktikumsorten eine wichtige Rolle. Viele Trainingsthemen, wie der Verbandwechsel, können mit alten Verbandmaterialien gestaltet werden. Beim Entfernen von Drains und/oder Klammern kann man kreativ, praxisnah und relativ billig arbeiten, zum Beispiel mit dem „Schweinebein". Wichtig bleibt immer, daß man sich überlegt, was das Ziel des Trainings ist und daß die Praxisnähe gegegeben ist.

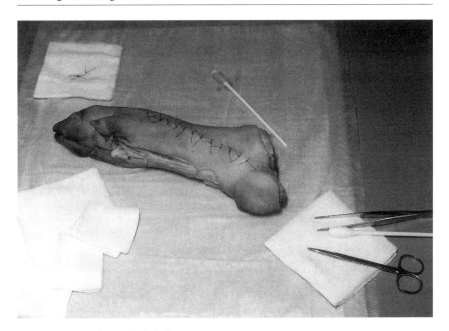

Abb. 2.5 Das „Schweinebein"

2.3.4 Zu den Kosten

Die Anschaffung von Modellen kostet Geld. Bei sinnvoller Investition findet man sicherlich einen Weg, das Geld dafür zur Verfügung zu stellen. Eine Variante wäre auch hier die gemeinsame Investition von Schule und Praktikumsort, weil auch die Praktikumsorte regelmäßig neue Mitarbeiter fortbilden müssen und diese Trainingsmodelle häufig benutzen können.

2.4 Handlungsbewertungslisten

Siehe auch Teil 1, Kapitel 1.3. Die Konstruktion einer Handlungs- und Bewertungsliste ist zeitaufwendig, hat jedoch sehr viele Vorteile. Diese Liste ist der Pflegestandard und kann unter anderem wie folgt eingesetzt werden:

- Innerschulisch:
  - für das Training und Studium,
  - für die Selbst- und Fremdeinschätzung,
  - als formative- und selektive Lernkontrolle.
- In der Praxis:
  - als Standardisierungshilfe in der Praxis,
  - zur Qualitätssicherung in der Praxis,
  - zur Einführung neuer Mitarbeiter,
  - zur Betreuung von Lernenden,

– zur Prüfung von Lernenden,
– zur Qualifikation von Lernenden.

Gespräche mit Lehrern an Schulen für Gesundheits- und Krankenpflege haben ergeben, daß das Arbeiten mit Handlungsbewertungslisten neben dem Können auch das Wissen und vor allem auch die Haltung positiv beeinflussen. Gerade die sozialen Handlungsschritte in der Handlungsbewertungsliste sind für den Lernenden vorbildlich.

Diese Listen sind nach der Beobachtung von Pflegenden in der Praxis bei der Ausführung von Fertigkeiten vom Verfasser entwickelt worden. Danach wurden sie anhand eines Fragebogens von Diplomierten beurteilt, angepaßt und mit den Lehrern innerschulisch überprüft. Ein Beispiel für die Überprüfung durch Diplomierte zeigt der folgende Aufbau eines Fragenbogens:

Fertigkeit:	**Ja**	**Nein**
Fragen:		
1. Ist diese Handlungsbewertungsliste vollständig? Nein: Was fehlt, und warum ist es wichtig?	O	O
2. Welche Handlungsschritte könnte man weglassen, und warum?		
3. Sind die beschriebenen Schritte verständlich? Nein: Haben Sie eine Alternative?	O	O
4. Würden Sie mit diesem Standard arbeiten? Nein: Warum nicht?	O	O
5. Würden Sie diese Liste als Kontroll- und Bewertungsinstrument während der Betreuung der Lernenden einsetzen? Nein: Warum nicht?	O	O

2.4.1   Allgemeine Hinweise

- Der Ablauf muß nicht immer der Reihenfolge der Handlungsbewertungsliste entsprechen.
- Die Ausarbeitung der Handlungsschritte ist ausbildungs-, institutions- und situationsabhängig.
- Die Handlungsschritte der Handlungsbewertungslisten können kombiniert werden.
- Handlungsbewertungslisten können in allen Bereichen der Gesundheits- und Krankenpflege eingesetzt werden und sind, bei Anpassung, auch in anderen Ausbildungszweigen des Gesundheitswesens einsetzbar.
- Anfänger benötigen mehr, Pflegeexperten weniger Schritte.

Die psychosozialen Aspekte der Pflegesituation wurden bewußt in die Handlungsbewertungslisten aufgenommen, um Fertigkeiten nicht einseitig auf die Technik auszurichten. Gerade die Betreuung des Empfängers vor, während und nach einer Fertigkeit ist oft von großer Bedeutung für den Erfolg oder Mißerfolg in der Durchführung pflegerischer Handlungen. Außerdem wird die ganzheitliche Betrachtung eines Empfängers in der aktuellen Pflegesituation hiermit unterstützt.

Hinweise zur Legende

G = Gut bedeutet, daß die bzw. der Lernende diesen Schritt korrekt durchgeführt hat.

F = Falsch bedeutet, daß die bzw. der Lernende den Schritt nicht korrekt durchgeführt hat.

N = Nicht beurteilbar bedeutet, daß die Lernende diesen Schritt nicht durchgeführt hat. Das kann zwei Gründe haben:

• Die Situation hat es nicht zugelassen, und/oder es war nicht nötig, diesen Schritt zu durchlaufen.

• Die bzw. der Lernende hat diesen Schritt vergessen.

Die Bewertung der Fertigkeit soll dann auch, neben der formalen Beurteilung, ein Feedback beinhalten, bei dem geklärt wird, wie die Qualität und Quantität der Durchführung allgemein und spezifisch beobachtet bzw. beurteilt worden ist, und wo die möglichen Gründe eines „Nicht zu beurteilen" oder „Falsch" liegen. Die Art der Beurteilung, nämlich „erfüllt" oder „nicht erfüllt", ist abhängig von den Leitgedanken einer Institution und könnte auch durch Noten gestaltet werden. Auch ist es möglich, die Beurteilung zu differenzieren und sie „abhängig" zu machen von Kriterien die, unbedingt als G (Gut) bewertet worden sein müssen. Man könnte auch die Durchführung der Fertigkeit in einer Prüfung zeitlich begrenzen. Wichtig im ganzen ist meiner Meinung nach die Prozeßebene und deshalb die Frage: Wie kann man Lernende fördern?

Es folgen zwei Beispiele einer Handlungsbewertungsliste. Die erste Liste beschreibt das Pulszählen, und dies ist eine psychomotorische Fertigkeit. Die zweite Liste beschreibt eine soziale Fertigkeit, das Beratungs- und Konfliktgespräch.

2.4.2   Beispiel 1: Pulszählen

Handlungsbewertungsliste „Pulszählen"

Name: Kurs: Datum:

Allgemein:
- Normalerweise wird der Radialispuls palpiert. Ist dies nicht möglich kann die Pulswelle überall dort getastet werden, wo eine Arterie oberflächlich verläuft und gegen eine harte Unterlage gedrückt werden kann.
- Der Empfänger befindet sich in Ruhezustand.
- Einen langsamen und unregelmäßigen Puls kontrolliert man während einer ganzen Minute.

Handlung	**Bewertung**		
	G	**F**	**N**
Vorbereitung:			
1. Bespricht mit dem Empfänger den Zweck und das Vorgehen	○	○	○
2. Richtet alle benötigten Materialien			
– Pulszähler oder Uhr	○	○	○
– Zettel	○	○	○
– Stift	○	○	○
3. Trägt Sorge für die Privatsphäre	○	○	○
4. Bringt Bett auf Arbeitshöhe	○	○	○
5. Wäscht, desinfiziert Hände	○	○	○
Durchführung:			
6. Palpiert den Radialispuls	○	○	○
7. Zählt den Puls während einer Viertelminute	○	○	○
8. Multipliziert das Ergebnis mit vier	○	○	○
9. Informiert den Empfänger über das Ergebnis	○	○	○
10. Notiert den Wert der Pulszählung	○	○	○
11. Sorgt für die Umgebung des Empfängers	○	○	○
12. Protokolliert den Wert entsprechend	○	○	○
13. Leitet Auffälligkeiten sofort weiter	○	○	○

Beurteilung:
○   **erfüllt**
○   **nicht erfüllt**

Bemerkungen:

2.4.3   Beispiel 2: Beratungs- und Konfliktgespräch

Handlungsbewertungsliste
„Beratungs- und Konfliktgespräch"

Name: Kurs: Datum:

Handlung   **Bewertung**

		G	F	N
1.	Bespricht mit dem Empfänger den Zweck und das Vorgehen	○	○	○
2.	Beachtet			
	– Günstigen Zeitpunkt	○	○	○
	– Bereitschaft der Beteiligten	○	○	○
3.	Gibt Ich-Botschaften	○	○	○
4.	Benennt Erwartungen	○	○	○
	– Erfüllte Erwartungen	○	○	○
	– Nichterfüllte Erwartungen	○	○	○
5.	Teilt Bedürfnisse mit	○	○	○
6.	Versetzt sich in den anderen	○	○	○
7.	Hört aktiv zu und achtet auf			
	– Gesprächshaltung	○	○	○
	– Augenkontakt	○	○	○
	– Nonverbale Reaktionen	○	○	○
	– Gesten	○	○	○
	– Mimik	○	○	○
8.	Sammelt Informationen	○	○	○
	– Auf Sachebene	○	○	○
	– Auf Beziehungsebene	○	○	○
9.	Versucht das Mitgeteilte zu verstehen	○	○	○
	– Stellt Rückfragen	○	○	○
	– Faßt zusammen	○	○	○
	– Wiederholt Mitgeteiltes	○	○	○
	– Stellt Kontrollfragen	○	○	○
10.	Verwendet eine direkte und einfache Sprache	○	○	○
	– Spricht ruhig	○	○	○
	– Spricht langsam	○	○	○
	– Spricht wohldosiert	○	○	○
11.	Bewertet nicht für den anderen	○	○	○
12.	Interpretiert nicht für den anderen	○	○	○
13.	Interpretationen zwischen Beteiligten stimmen überein	○	○	○
14.	Definierung der Gründe des Problems	○	○	○
15.	Eigene Anteile am Problem werden besprochen	○	○	○

16.	Stellungen und Positionen im Betrieb, Abteilung oder Kurs werden beleuchtet	○	○	○
17.	Werte und Normen der Beteiligten werden besprochen	○	○	○
18.	Sammlung von möglichen Lösungen	○	○	○
19.	Versuch einer gemeinsamen Einigung	○	○	○
20.	Wertet das Gespräch, die Beratung aus	○	○	○
	– Stimmung	○	○	○
	– Vorgehen	○	○	○
	– Resultat	○	○	○
21.	Legt weiteres Vorgehen, oder Überprüfung fest	○	○	○

Beurteilung:
    ○ **erfüllt**
    ○ **nicht erfüllt**

Bemerkungen:

2.5   Beispiel einer „Empfängersimulation"

Die im folgenden dargestellte Simulation betrifft die Durchführung einer praktischen Prüfung der Lernenden in der Lebensaktivität Sich-Bewegen [17].

2.5.1   Situationsbeschreibung und Empfängerrolle

Sie sind Frau Gams, 38 Jahre alt, verheiratet und Mutter von zwei Kindern. Diese sind 17 und 11 Jahre alt. Sie sind seit drei Tagen im Krankenhaus und haben hohes Fieber unbekannter Ursache. Der Arzt hat Ihnen Bettruhe vorgeschrieben. Sie fühlen sich sehr abhängig von den Pflegenden und äußern daß denn auch. Sie möchten sich gerne auf die linke Seite drehen, sind selber jedoch zu schwach. Sie brauchen Hilfe.

- Sie kennen die Pflegende nicht.
- Äußern Sie ihre Abhängigkeit.
- Die Drehung mit Hilfe des kurzen Hebels ist Ihnen unbekannt.
- Geben sie keine spontanen Anweisungen.
- Auf Fragen reagieren sie situationsgerecht.

2.5.2   Situationsbeschreibung für Lernende

Es ist Ihr erster Arbeitstag nach einer Woche Ferien. In Zimmer 8 liegt Frau Gams. Sie ist seit drei Tagen in der Abteilung und hat hohes Fieber unbekannter Ursache. Sie hat Bettruhe und fühlt sich sehr schwach. Sie sind Frau Gams zugeteilt worden und gehen ins Zimmer:

- Wenn Frau Gams gedreht werden möchte, unterstützen Sie sie mit Hilfe des kurzen Hebels.

Die Räumlichkeit, in der diese Pflegesituation simuliert wird, entspricht dem Zimmer eines Empfängers in einer Institution.

Die Lernende wird von zwei Lehrern anhand der Handlungsbewertungsliste beobachtet und bewertet. Ein Lehrer achtet auf die psychosozialen Aspekte der Pflegesituation, der andere auf die Technik der Durchführung.

Für diese Simulation stehen maximal 15 Minuten zur Verfügung, inklusive der Nachbesprechung mit einer Selbst- und Fremdeinschätzung.

Es folgt die Handlungsbewertungsliste, die im Training und bei der Prüfung benutzt wird.

Handlungsbewertungsliste „Drehung des Empfängers im Bett mit Hilfe des kurzen Hebels"

Name: Kurs: Datum:

Allgemein:
- Beanspruche, wenn möglich, die eigene Bewegungsaktivität und die Bewegungsmöglchkeiten des Empfängers.
- Verrichte, wenn möglich, alle Handlungen an der „gesunden" Seite des Empfängers.
- Trete an dem Empfänger als Mensch heran, das bedeutet, bewege mit dem Empfänger und nicht einen Körperteil.

Handlung	Bewertung		
	G	F	N
Vorbereitung:			
1. Bespricht mit dem Empfänger den Zweck und das Vorgehen	○	○	○
2. Bespricht Beteiligungsmöglichkeiten	○	○	○
3. Vermeidet Zug oder Abkühlung	○	○	○
4. Trägt Sorge für die Intimsphäre	○	○	○
5. Wäscht/desinfiziert die Hände	○	○	○
6. Bringt Bett auf Arbeitshöhe	○	○	○
Durchführung:			
7. Beginnt von der „gesunden" Seite des Empfängers aus	○	○	○
8. Tritt an den Empfänger als Subjekt heran			
– Arbeitet einladend	○	○	○
– Bietet Raum	○	○	○

9.	Bittet/unterstützt Empfänger, den Schultergürtel zu verschmälern	○ ○ ○
10.	Hat Kontakt mit dem Empfänger	
	– Erteilt Auskunft	○ ○ ○
	– Hat Blickkontakt	○ ○ ○
11.	Bewegt mittels (zwei) Finger in der Kniekehle den Oberschenkel genügend aufwärts	○ ○ ○
12.	Beginnt Drehung, indem er das abgewendete Bein zu sich heran bewegt	○ ○ ○
13.	Verhindert das Weiterrollen des Oberkörpers	○ ○ ○
14.	Fragt Empfänger	
	– Ob er im Gleichgewicht liege	○ ○ ○
	– Ob er Entspannung erfährt	○ ○ ○
15.	Wann erwünscht oder notwendig: Gibt beim Zurückdrehen die Bewegungsrichtung an, indem er mit der flachen Hand gegen die Innenseite des abgewendeten Knies des Empfängers Druck ausübt	○ ○ ○
16.	Evaluiert die gewährte Unterstützung	○ ○ ○
17.	Sorgt für die Umgebung des Empfängers	○ ○ ○
18.	Dokumentiert die Verrichtung entsprechend	○ ○ ○

Beurteilung:
   ○ **erfüllt**
   ○ **nicht erfüllt**

Bemerkungen:

2.6   Beurteilung im Fertigkeitenunterricht

Siehe auch Teil 1, Kapitel 1.7 und 1.8. Trainierte Fertigkeiten werden in ein Fallbeispiel integriert. Diese Situationsbeschreibungen können sowohl einfach als auch komplex konstruiert werden.

Im Beispiel sind die operativen pflegerischen Maßnahmen, Kontrolle und Interpretation von Vitalfunktionen, psychosoziale Aspekte einer Pflegesituation und das Wissen in Zusammenhang mit der venösen Blutentnahme integriert.

Diese Situation wird den Lernenden vorgelegt, und sie können zu den Fragen Stellung nehmen. Das Arbeiten mit Fallbeispielen kann man sehr variabel und kreativ gestalten.

2.6.1   Mündliche Prüfung

Es handelt sich bei der mündlichen Prüfung um ein *Fachgespräch*. Dieses Gespräch findet in der Schule statt und umfaßt neben einer Selbsteinschätzung der Lernenden auch eine Fremdeinschätzung durch zwei Lehrer anhand einer Beurteilungsmatrix.

Ein Beispiel

Fachgespräch zur Pflegesituation in Verbindung mit dem Fertigkeitentraining „Venöse Blutentnahme".

Allgemeine Angaben:

Herr Hefti ist heute im Krankenhaus aufgenommen worden. Er ist 50 Jahre alt und verwitwet. Herr Hefti ist Bäcker von Beruf und selbständig. Er hat schon seit längerer Zeit Beschwerden am linken Knie. Vor drei Wochen wurde bei ihm eine ambulante Arthroskopie durchgeführt. Der mediale und der laterale Meniskus haben einen Riß und müssen entfernt werden. Er ist das erste Mal im Krankenhaus und sehr unruhig!

Herr Hefti wird morgen operiert, und Sie sind ihm zugeteilt.

Spezielle Angaben:

- Blutdruck und Puls beim Eintritt: RR 170/80 mmHg, P 96/min.
- Herr Hefti hat sehr dünne Rollvenen!
- Werte der Blutentnahme:
  - Hämoglobin: 13,1 mmol/l,
  - Hämatokrit: 40–52 %,
  - Leukozyten: 17 000 µl/l,
  - Thromboplastinzeit nach Quick: 98 %.

Fragen zur Pflegesituation:

- Welche weitergehenden Fragen ergeben sich zu dieser Pflegesituation? Ist diese Pflegesituation für Sie verständlich?
- RR 170/80 mmHg und Puls 96/min.
  - Interpretieren Sie diese Vitalzeichen.
  - Mögliche Ursachen?
  - Ihre Meinung?
  - Wie gehen Sie vor?
- Mit welchen Problemen rechnen Sie bei der Blutentnahme?
  - Würden Sie diese Blutentnahme durchführen?
  - Ja: Wie würden Sie Vorgehen?
  - Nein: Welches sind ihre Alternativen?
  - Worüber geben die bei Herrn Hefti analysierten Blutwerte Auskunft?
  - Interpretieren Sie die Blutwerte in dieser Pflegesituation.
  - Durch welche Hautschichten stechen Sie bei einer venösen Blutentnahme?
  - Wie unterscheidet sich die Arterie anatomisch von der Vene?

- Wie erklären Sie sich die Unruhe von Herrn Hefti? Wie gehen Sie damit um?
- Die Lebensaktivität Sich-Bewegen ist wichtig und bedeutsam. Welche Auswirkungen könnte die Operation auf diese Lebensaktivität bei Herrn Hefti haben?
  - Welche Veränderungen in anderen Lebensaktivitäten sind bei Herrn Hefti möglich?
- Sie haben sich innerhalb dieser Pflegesituation mit den verschiedenen Funktionen der Pflege [11, 18] auseinandergesetzt.
  - Mit welchen Funktionen haben Sie sich auseinandergesetzt? Erklären Sie, warum.

2.6.2   Praktische Prüfung

Nach innerschulischem Training führen Lernende in einer Abteilung eine Blutentnahme beim Empfänger durch. Sie werden von Diplomierten anhand der Handlungsbewertungsliste „Venöse Blutentnahme" beobachtet und beurteilt.

Der für diese Fertigkeit verantwortliche Lehrer hat vorher die Abteilungen besucht und sich über die Anzahl der Blutentnahmemöglichkeiten und die Komplexität der Pflegesituationen informiert. Ist die Pflegesituation „komplexer", als das angestrebte Niveau es zuläßt, ist es nicht zu empfehlen, diese Pflegesituation zu wählen.

Gleiche Bedingungen für die Lernenden zu finden, ist sehr schwierig. Es ist durchaus denkbar und empfehlenswert, Lernende, die ein höheres Beherrschungsniveau der Fertigkeit aufweisen, in einer praktischen Prüfung eine größere Herausforderung zu bieten. Lernenden, die noch unsicher sind, kann man eine weniger komplexe Pflegesituation anbieten. Wir dürfen die Bedeutung eines *Erfolgserlebnisses* der Lernenden in der Praxis nicht unterschätzen!

Am Beispiel der venösen Blutentnahme hat sich also vom Training am Modell bis zur Prüfungssituation in der Praxis eine Steigerung ergeben. Dazu ein Beispiel anhand der Handlungsbewertungsliste „Venöse Blutentnahme".

Handlungsbewertungsliste
„Venöse Blutentnahme"

Name: Kurs: Datum:

Allgemein:
- Durch die Benutzung von unterschiedlichen Materialien, Systemen und/oder Fabrikaten variiert das Vorgehen im einzelnen.
- Aseptisches Vorgehen ist erforderlich.
- Kontrolle des Materials muß unverzüglich stattfinden.
- Orientierung an institutionsüblichen Verordnungen und Vorgehensweisen ist eine Voraussetzung.

Handlung	**Bewertung**		
	G	**F**	**N**
Vorbereitung:			
1. Richtet alle benötigten Materialien			
– Vacutainersystem (Halter und Kanüle)	O	O	O
– Blutröhrchen	O	O	O
– Staubinde	O	O	O
– Tupfer	O	O	O
– Pflaster	O	O	O
– Entsorgungshalter	O	O	O
– Einmalhandschuhe	O	O	O
– Hautdesinfektionsmittel	O	O	O
– Lagerungskissen	O	O	O
– Schutzauflage	O	O	O
– Reservematerialien	O	O	O
2. Kontrolliert Laborblätter und Röhrchen			
– Übereinstimmung mit Verordnung	O	O	O
– Name, Vorname und Geburtsdatum	O	O	O
– Verfallsdatum des Röhrchens	O	O	O
3. Wäscht, desinfiziert die Hände	O	O	O
4. Bespricht mit dem Empfänger den Zweck und das Vorgehen	O	O	O
5. Bringt Bett auf Arbeitshöhe	O	O	O
6. Erteilt Auskunft während der Vorbereitung	O	O	O
Durchführung:			
7. Richtet die Materialien	O	O	O
8. Desinfiziert die Hände	O	O	O
9. Legt den Stau an. Puls ist spürbar	O	O	O
10. Identifiziert die Punktionsstelle	O	O	O
11. Löst den Stau	O	O	O

12.	Zieht Einmalhandschuhe an	○	○	○
13.	Desinfiziert die Punktionsstelle	○	○	○
14.	Legt den Stau an. Puls ist spürbar	○	○	○
15.	Informiert den Empfänger über den zu erwartenden Einstich	○	○	○
16.	Führt die Kanüle in Verlaufsrichtung der Vene ein	○	○	○
17.	Die gesamte Kanülenöffnung liegt in der Vene	○	○	○
18.	Das Blutentnahmebesteck (Halter und Kanüle) wird mit einer Hand fixiert	○	○	○
19.	Das Blutentnahmeröhrchen wird in den Halter eingeführt	○	○	○
20.	Zeige- und Mittelfinger liegen auf der Griffplatte des Halters	○	○	○
21.	Der Daumen drückt das Röhrchen vollständig in den Halter ein	○	○	○
22.	Hat Kontakt mit dem Empfänger			
	– Erteilt Auskunft	○	○	○
	– Hat Blickkontakt	○	○	○
23.	Stau wird gelöst, sobald Blut in das letzte Röhrchen einfließt	○	○	○
24.	Übt, beim Herausnehmen des gefüllten Röhrchens aus dem Halter, mit dem Daumen Gegendruck auf die Griffplatte aus	○	○	○
25.	Schwenkt das gefüllte Röhrchen leicht	○	○	○
26.	Informiert den Empfänger in bezug auf die Entfernung des Bestecks	○	○	○
27.	Das Blutentnahmebesteck wird zurückgezogen und die Punktionsstelle mit einem Tupfer fest abgedrückt	○	○	○
28.	Stimuliert eigene Bewegungsaktivitäten des Empfängers	○	○	○
29.	Die Punktionsstelle wird kontrolliert und eventuell mit einem Pflaster abgeklebt	○	○	○
30.	Sorgt für die Umgebung des Empfängers	○	○	○
31.	Evaluiert die gewährte Unterstützung	○	○	○
32.	Entsorgt die Materialien entsprechend	○	○	○
33.	Kontrolliert Laborblätter und Röhrchen	○	○	○
34.	Protokolliert die Verrichtung entsprechend	○	○	○
35.	Veranlaßt Transport der Röhrchen ins Labor	○	○	○

Beurteilung:
    ○ **erfüllt**
    ○ **nicht erfüllt**

Bemerkungen:

2.7 Kompetenzerweiterung

2.7.1 Ziel, Zweck und Bedeutung

Eine Kompetenzerweiterung bietet den Lernenden die Möglichkeit, sich praxisorientiert und individuell weiterzuentwickeln. Viele spezifische Fertigkeiten sind sogenannte Abwandlungen von Grundfertigkeiten. Diese Grundfertigkeiten werden innerschulisch angeboten. Das innerschulische Training von Abwandlungen würde den zeitlichen Rahmen sprengen, und das Verhältnis zwischen praktischer Häufigkeit und innerschulischem Training würde auch nicht mehr im Gleichgewicht stehen. Auch besitzen die Lernenden aus ihren Grundfertigkeiten heraus genügend Wissen, Können und Haltung, um diese Abwandlungen unter praktischer Anleitung schnell und sicher zu erlernen. Auch die Institution, in der das Praktikum stattfindet, profitiert somit von Lernenden, die „breit" einsetzbar sind und eine „ganzheitliche" Pflege beim Empfänger durchführen können.

Grenzen sind natürlich vorhanden und werden von der Schule und der Praxis im Konsens bestimmt. Diskussionen mit Lernenden über Komplexität, Verantwortung, Ausbildungsniveau, persönliche Zielsetzungen usw. bieten auch in dieser Sache interessante Erkenntnisse.

Eine Lernende kann also eine Kompetenzerweiterung beantragen und muß die gestellten Rahmenbedingungen erfüllen. Diese Erweiterung muß, zur Absicherung der Schule und der Praxis, schriftlich festgehalten werden.

2.7.2 Rahmenbedingungen

- Sind die Qualifikationskriterien in bezug auf die Praktikumsziele erfüllt?
- Sind die persönlichen Zielsetzungen erreicht?
- Ist der Transfer von Theorie zu Praxis in bezug auf Wissen und Können der bisher zu erlernenden Fertigkeiten erlangt?
- Wie kommen die Lernenden zu den theoretischen Hintergründen?
- Wie sieht der Übungsvorgang der Lernenden aus?
- Ist die Selbstsicherheit und die Sicherheit für den Empfänger gewährleistet?
- Wo liegen bei einer Erweiterung der Kompetenzen die Vorteile und für wen?
- Vor Erweiterung der Kompetenz Kontakt mit Ausbildungsvorantwortlichen aufnehmen!

Die Entscheidung über die Kompetenzerweiterung wird aufgrund obengenannter Kriterien und im Konsens mit allen Beteiligten getroffen. Diese Beteiligten sind:

- die Ausbildungsverantwortliche der Praxis [18],
- die Lernbegleiterin in der Praxis,
- der Lehrer der Schule,
- die bzw. der Lernende.

2.7.3   Beispiel: Erweiterte Kompetenz

Erweiterte Kompetenz

Protokollblatt für Ausbildungsverantwortliche der Praxis und Lehrer der
Schule
Name: Kurs: Datum:
Praktikum: Ort: Abteilung:

Rahmenbedingungen

	erfüllt	nicht erfüllt
Qualifikationskriterien:	○	○
Bemerkungen:		
Persönliche Zielsetzungen:	○	○
Bemerkungen:		
Transfer bisherige Fertigkeiten:	○	○
Bemerkungen:		
Erlangung der theoretischen Hintergründe:	○	○
Bemerkungen:		
Übungsvorgang:	○	○
Bemerkungen:		

Entscheidung: ○ ja   ○ nein   **Datum:**

Begründung:
Unterschrift Beteiligte:
• Lernende:
• Ausbildungsverantwortliche:
• Lernbegleiterin der Abteilung:
• Lehrer der Schule:

Bemerkung: Kopie ablegen in Abteilungsordner und am Ende des Prakti-
kums mitbringen. Das Original an die Schule schicken.

2.8 Übersichtsblatt zu den Fertigkeiten

Ziel und Zweck dieses Übersichtsblattes ist das Niveau der Beherrschung von Fertigkeiten der Lernenden in den verschiedenen Praktika aufzuzeigen.

Durch das innerschulische Training erlangen die Lernenden in diesen Fertigkeiten ein Beherrschungsniveau. Diese Fertigkeiten sollten gegen Ende der Ausbildung beherrscht werden. Diese Liste bietet Lernenden und Lehrern eine Übersicht über:

- die praktische Ausübung von Fertigkeiten,
- die erteilten Kompetenzerweiterungen,
- die praktischen Lernaktivitäten der Lernenden in bezug auf Fertigkeiten,
- das Beherrschungsniveau der Lernenden.

Das Beherrschungsniveau ist in drei Stufen eingeteilt. Legende:

- Stufe 1: N = Nicht ausgeführt,
- Stufe 2: T = Trainieren,
- Stufe 3: B = Beherrschung.

Wiederholtes Training kann bei ungenügender, keiner oder wenig praktischer Erfahrung der Fertigkeiten erforderlich sein. Außerdem:

- gibt dieses Blatt Auskunft über die praktische Relevanz der Fertigkeiten. Eine Anpassung des innerschulischen Trainings, sowohl inhaltlich als auch zeitlich, ist dadurch möglich.
- wird diese Übersicht als persönliche Zielsetzung in die Praktikumsvorbereitung einbezogen.
- ist es ein Ausbildungsdokument, eine Legitimierung für die Lernenden.
- bietet es eine mögliche Grundlage für Fachgespräche und/oder Reflexionen.

Diese Übersichtsblätter werden während der Blockkurse von den Lernenden nachgeführt.

2.8.1 Beispiel: Übersichtsblatt zu den Fertigkeiten

Übersichtsblatt zu den Fertigkeiten:

P1 bis P6 sind Ausbildungspraktika.
Name: Kurs:

	P1	P2	P3	P4	P5	P6
Fertigkeiten 1. Praktikum						
Pflegeanamnese	○	○	○	○	○	○
Mundpflege des Empfängers	○	○	○	○	○	○
Auskultatorische Blutdruckmessung	○	○	○	○	○	○
usw.						
Kompetenzerweiterung 1. Praktikum	○	○	○	○	○	○
Fertigkeiten 2. Praktikum						
Verbandwechsel		○	○	○	○	○
Beratungs- und Konfliktgespräch		○	○	○	○	○
Subkutane Injektion		○	○	○	○	○
usw.						
Kompetenzerweiterung 2. Praktikum		○	○	○	○	○
Fertigkeiten 3. Praktikum						
Infusionen vorbereiten			○	○	○	○
Infusionen anhängen			○	○	○	○
Fäden ziehen			○	○	○	○
Klammern entfernen			○	○	○	○
Instruktion und Anleitung des neuen Mitarbeiters/des Empfängers			○	○	○	○
usw.						
Kompetenzerweiterung 3. Praktikum			○	○	○	○
Zusätzliche Fertigkeiten Praktika 4 – 6				○	○	○
Kompetenzerweiterungen Praktika 4 – 6				○	○	○

3 Die Handlungs-bewertungslisten

3.1 Allgemeines

Es folgt eine Auswahl an Handlungsbewertungslisten, die Sie selbstverständlich Ihren Bedürfnissen und Wünschen anpassen können. Auch die institutionsspezifischen Verordnungen können Sie integrieren. Ich möchte Sie auf jeden Fall auffordern, diese Listen anzupassen und/oder weiter zu entwickeln. Im einzelnen sind dies die folgenden Handlungsbewertungslisten:

- Pflegeanamnese
- Auskultatorische Blutdruckmessung
- Zählen der Atmung
- Aus- und Anziehen des Empfängers
- Ganzwaschung im Bett
- Mundpflege
- Verbandwechsel
- Entfernen von Fäden und Klammern
- Beobachten eines Empfängers mit einer Drainage
- Wechseln einer Redonflasche
- Entfernen eines Drains
- Blasenverweilkatheterisation beim Mann
- Blasenverweilkatheterisation bei der Frau
- Subkutane Injektion
- Intramuskuläre Injektion
- Einlegen einer Magensonde
- Einlegen eines Venenverweilkatheters
- Vorbereiten, Anhängen und Umhängen einer Infusion
- Anleitung/Instruktion eines neuen Mitarbeiters/des Empfängers

„Die einzige Konstante ist die Veränderung"
Viel Erfolg bei Ihrer Umsetzung!

3.2   Handlungsbewertungsliste „Pflegeanamnese"

Name: Kurs: Datum:

Allgemein:
• Medizinische Informationen werden grundsätzlich vom Arzt mitgeteilt.
• Orientierung an institutionsüblichen/abteilungsspezifischen Vorgehensweisen ist eine Voraussetzung.

Handlung	**Bewertung**		
	G	**F**	**N**

Vorbereitung:

1. Informiert sich über

	G	F	N
– Die Eintrittszeit des Empfängers	O	O	O
– Die Zimmerzuteilung	O	O	O
– Die zur Verfügung stehenden Informationen des Empfängers	O	O	O

2. Organisiert/plant

	G	F	N
– Einen geeigneten Raum für das Gespräch	O	O	O
– Einen günstigen Zeitpunkt für das Gespräch	O	O	O
– Prospekt/Dokumentation für den Empfänger	O	O	O
– Die Kontinuität der Pflege auf der Abteilung	O	O	O
– Ein Anamneseformular/einen Zettel	O	O	O
– Die Fertigstellung des Zimmers	O	O	O
– Die Zeitdauer des Gesprächs	O	O	O

Durchführung:

	G	F	N
3. Begrüßt den Empfänger und bespricht den Zweck und das Vorgehen des Aufnahmegesprächs	O	O	O

4. Bespricht mit dem Empfänger

	G	F	N
– Den Grund der Aufnahme	O	O	O
– Vorgeschichte des Aufnahmegrundes	O	O	O
– Reaktion auf den momentanen Gesundheitszustand	O	O	O
– Umgang mit Problemen und Bewältigungsmuster	O	O	O
– Erwartungen an die Pflege	O	O	O
– Ressourcen, Hoffnungen und Perspektiven	O	O	O
– Physische, psychische, soziale, kulturelle und geistige Bedürfnisse	O	O	O
– Gewohnheiten zu den Lebensaktivitäten	O	O	O
– Vorstellungen zur Zeit nach Abschluß der pflegerischen Unterstützung	O	O	O

	– Medikamentengebrauch	○	○	○
	– Mögliche Allergien	○	○	○
5.	Hält Kontakt mit dem Empfänger			
	– Hat Augenkontakt	○	○	○
	– Stellt abwechselnd geschlossene und offene Fragen	○	○	○
	– Paßt sich dem Niveau des Empfängers an	○	○	○
	– Validiert die gesammelten Informationen	○	○	○
	– Gibt regelmäßig Zusammenfassungen	○	○	○
	– Beantwortet Fragen des Empfängers	○	○	○
	– Setzt bei erschwerter Kommunikation gezielt Hilfsmittel ein	○	○	○
6.	Gibt Informationen an den Empfänger bezüglich			
	– Tagesablauf	○	○	○
	– Abteilungsorganisation	○	○	○
	– Mitarbeiter	○	○	○
	– Verpflegung	○	○	○
	– Besuchszeiten	○	○	○
	– Seelsorge	○	○	○
	– Dienstleistungen	○	○	○
7.	Macht, wenn möglich, mit dem Empfänger einen Orientierungsrundgang in der Abteilung und der Institution	○	○	○
8.	Informiert, wenn nötig, den Empfänger über bevorstehende Untersuchungen	○	○	○
9.	Hält sich, wenn möglich, an die geplante Zeit	○	○	○
10.	Evaluiert das Gespräch	○	○	○
11.	Dokumentiert die Informationen entsprechend	○	○	○
12.	Orientiert das Pflegeteam	○	○	○
13.	Leitet Besonderheiten sofort weiter	○	○	○

Beurteilung:
   ○ **erfüllt**
   ○ **nicht erfüllt**

Bemerkungen:

3.3 Handlungsbewertungsliste „Auskultatorische Blutdruckmessung"

Name: Kurs: Datum:

Allgemein:
• Der Empfänger soll sich im Ruhezustand befinden.
• Wähle grundsätzlich immer den gleichen Arm.
• Überprüfe vor der Durchführung Gerät und Stethoskop.

Handlung	**Bewertung**		
	G	**F**	**N**

Vorbereitung:

		G	F	N
1.	Bespricht mit dem Empfänger den Zweck und das Vorgehen	O	O	O
2.	Richtet alle benötigten Materialien			
	– Blutdruckgerät	O	O	O
	– Stethoskop	O	O	O
	– Zettel	O	O	O
	– Stift	O	O	O
3.	Lärmquellen sind, wenn möglich, abgestellt	O	O	O
4.	Wäscht, desinfiziert Hände	O	O	O
5.	Bringt Bett auf Arbeitshöhe	O	O	O
6.	Erteilt Auskunft während der Vorbereitung	O	O	O
7.	Trägt Sorge für eine entspannte Lagerung des Empfängers im Sitzen oder Liegen	O	O	O
8.	Unterarm befindet sich auf Herzhöhe	O	O	O
9.	Arm des Empfängers ist frei von beengenden Kleidungsstücken	O	O	O

Durchführung:

		G	F	N
10.	Legt Manschette am Oberarm straff an	O	O	O
11.	Schläuche des Blutdruckgerätes liegen frei	O	O	O
12.	Erteilt Auskunft über die bevorstehende Durchführung	O	O	O
13.	Steckt Ohransätze des Stethoskops in die Gehörgänge	O	O	O
14.	Legt Schallempfänger des Stethoskops an den Ellenbogen auf	O	O	O
15.	Dreht Ventil am Gebläse des Gerätes zu	O	O	O
16.	Palpiert Radialispuls	O	O	O
17.	Bläst Manschette auf, bis der Radialispuls nicht mehr tastbar ist, und pumpt noch ca. 30 mmHg weiter auf	O	O	O

18.	Setzt Stethoskop unter leichtem Druck in der Ellenbeuge auf	○	○	○
19.	Öffnet das Ventil langsam	○	○	○
20.	Liest beim ersten Ton die Quecksilbersäule ab	○	○	○
21.	Liest beim letzten Ton die Quecksilbersäule ab	○	○	○
22.	Läßt restliche Luft ganz aus der Manschette entweichen	○	○	○
23.	Entfernt Stethoskop und Manschette	○	○	○
24.	Informiert den Empfänger über die Resultate der Messung	○	○	○
25.	Notiert die Werte der Blutdruckmessung	○	○	○
26.	Unterstützt Empfänger in seiner gewünschten Haltung	○	○	○
27.	Sorgt für die Umgebung des Empfängers	○	○	○
28.	Protokolliert die Werte entsprechend	○	○	○
29.	Leitet Auffälligkeiten sofort weiter	○	○	○
30.	Desinfiziert Manschette, Ohransätze und Schallempfänger	○	○	○

Beurteilung:

○ **erfüllt**

○ **nicht erfüllt**

Bemerkungen:

3.4   Handlungsbewertungsliste „Zählen der Atmung"

Name: Kurs: Datum:

Allgemein:
* Der Empfänger muß nicht unbedingt wissen, daß die Atmung beobachtet wird, weil sie dadurch willkürlich beeinflußt werden kann. In Kombination mit einer Pulskontrolle wird die Zählung der Atmung unauffällig durchgeführt

Handlung	Bewertung		
	G	**F**	**N**
Vorbereitung:			
1. Informiert den Empfänger	○	○	○
2. Richtet alle benötigten Materialien			
– Pulszähler oder Uhr	○	○	○
– Zettel	○	○	○
– Stift	○	○	○
3. Achtet auf die Privatsphäre des Empfängers	○	○	○
4. Bringt Bett auf Arbeitshöhe	○	○	○
5. Wäscht, desinfiziert die Hände	○	○	○
6. Unterstützt, wenn nötig, Empfänger in einer entspannten Rückenlagerung	○	○	○
Durchführung:			
7. Palpiert den Radialispuls des Empfängers	○	○	○
8a. Beobachtet und zählt die Bewegungen des Brustkorbes bzw. des Abdomens während einer vollen Minute	○	○	○
8b. Legt bei Bewußtlosen oder Benommenen die Hand auf den Brustkorb und zählt die Bewegungen während einer vollen Minute	○	○	○
9. Notiert das Resultat der Zählung auf einem Zettel	○	○	○
10. Unterstützt Empfänger, wenn erwünscht, in seiner Haltung	○	○	○
11. Sorgt für die Umgebung des Empfängers	○	○	○
12. Protokolliert den Wert entsprechend	○	○	○
13. Leitet Auffälligkeiten weiter	○	○	○

Beurteilung:
    ○   **erfüllt**
    ○   **nicht erfüllt**

Bemerkungen:

3.5 Handlungsbewertungsliste „Aus- und Anziehen des Empfängers"

Name: Kurs: Datum:

Allgemein:
- Empfänger müssen grundsätzlich ihre gewohnte Kleidung tragen können.

Handlung	Bewertung		
	G	F	N

Vorbereitung:

		G	F	N
1.	Bespricht mit dem Empfänger			
	– Den Zweck und das Vorgehen	○	○	○
	– Die Kleiderwahl/Kleidungswünsche	○	○	○
	– Die Beteiligungsmöglichkeiten	○	○	○
2.	Wäscht, desinfiziert die Hände	○	○	○
3.	Sammelt benötigte Bekleidung	○	○	○
4.	Sorgt für die Privatsphäre des Empfängers	○	○	○
5.	Vermeidet Durchzug; schließt Fenster und Tür	○	○	○
6.	Bringt Bett auf Arbeitshöhe	○	○	○
7.	Informiert Empfänger über die Durchführung	○	○	○

Durchführung:

		G	F	N
8.	Beginnt mit dem Ausziehen an der „gesunden" Seite des Empfängers	○	○	○
9.	Hat Kontakt mit dem Empfänger			
	– Erteilt Auskunft	○	○	○
	– Hat Augenkontakt	○	○	○
10.	Trennt saubere und verschmutzte Kleidung	○	○	○
11.	Beginnt beim Anziehen an der „kranken" Seite des Empfängers	○	○	○
12.	Unterstützt Empfänger in gewünschter Haltung	○	○	○
13.	Sorgt für die Umgebung des Empfängers	○	○	○
14.	Evaluiert die gewährte Unterstützung	○	○	○
15.	Räumt die verschmutzte Kleidung entsprechend weg	○	○	○
16.	Protokolliert die Verrichtung und Beobachtungen entsprechend	○	○	○

Beurteilung:
- ○ **erfüllt**
- ○ **nicht erfüllt**

Bemerkungen:

3.6 Handlungsbewertungsliste „Ganzwaschung im Bett"

Name: Kurs: Datum:

Allgemein:
- Therapeutische Hilfsmittel beim Empfänger nur nach Rücksprache, Verordnung entfernen
- Den Empfänger nicht mehr als nötig entblößen
- Sich immer der Situation und den Bedürfnissen des Empfängers anpassen
- Orientierung an institutionsüblichen Verordnungen und Vorgehensweisen ist eine Voraussetzung

Handlung	**Bewertung**		
	G	F	N
Vorbereitung:			
1. Bespricht mit dem Empfänger den Zweck und das Vorgehen	○	○	○
2. Richtet alle benötigten Materialien			
– 2 Handtücher	○	○	○
– 2 Waschlappen	○	○	○
– Waschbecken	○	○	○
– Bettwäsche	○	○	○
3. Richtet übrige Materialien in Absprache mit Empfänger			
– Achtet auf Wassertemperatur	○	○	○
– Seife	○	○	○
– Mundpflegeprodukte	○	○	○
– Toilettenartikel	○	○	○
– Kleidung	○	○	○
– Bettwäsche	○	○	○
4. Vermeidet Durchzug; schließt Fenster und Tür	○	○	○
5. Achtet auf die Privatsphäre des Empfängers	○	○	○
6. Bringt Bett auf Arbeitshöhe	○	○	○
7. Erteilt Auskunft während der Vorbereitung	○	○	○
Durchführung:			
8. Wäscht, desinfiziert die Hände	○	○	○
9. Bespricht Beteiligungsmöglichkeiten des Empfängers	○	○	○
10. Beachtet die Intimsphäre und schlägt Bettdecke bis an die Hüfte des Empfängers zurück	○	○	○
11. Vermeidet Abkühlung des Empfängers	○	○	○

12a.	Legt Handtuch auf Brust, wäscht und trocknet Gesicht, Hals und Nacken	○	○	○
12b.	Wäscht Augen von außen nach innen	○	○	○
13.	Hat während Durchführung Kontakt mit dem Empfänger			
	– Erteilt Auskunft	○	○	○
	– Hat Augenkontakt	○	○	○
14.	Legt Handtuch auf Taille, wäscht und trocknet Brust, Achselhöhlen und Arme	○	○	○
15.	Unterstützt Empfänger in Seitenlagerung oder Empfänger sitzt	○	○	○
16.	Wäscht und trocknet Rücken und Gesäß	○	○	○
17a.	Beobachtet Rücken und Gesäß auf Hautverhältnisse und mögliche Druckstellen	○	○	○
17b.	Nimmt, wenn nötig, entsprechende Prophylaxen vor	○	○	○
18.	Unterstützt, wenn nötig, Empfänger beim Anziehen der Oberbekleidung	○	○	○
19.	Führt Waschwasserwechsel durch und achtet dabei auf die Wassertemperatur	○	○	○
20.	Unterstützt Empfänger in Rückenlage	○	○	○
21.	Legt Handtuch unter Beine und Füße, wäscht und trocknet sie	○	○	○
22a.	Beobachtet Beine und Füße auf Hautverhältnisse und Druckstellen	○	○	○
22b.	Nimmt, wenn nötig, entsprechende Prophylaxen vor	○	○	○
23a.	Wäscht und trocknet Intimgegend	○	○	○
23b.	Achtet bei der Frau auf die Waschrichtung; von Symphyse zum Anus	○	○	○
23c.	Achtet beim Mann auf Zurückstreifen der Vorhaut nach dem Waschen	○	○	○
23d.	Beobachtet die Leisten und nimmt, wenn nötig, entsprechende Prophylaxen vor	○	○	○
24.	Unterstützt Empfänger, wenn nötig, beim Ankleiden	○	○	○
25.	Unterstützt Empfänger in anderen Wünschen der Körperpflege	○	○	○
26.	Unterstützt Empfänger in der gewünschten Haltung	○	○	○
27.	Sorgt für die Umgebung des Empfängers	○	○	○
28.	Informiert den Empfänger über seine Hautverhältnisse und das weitere Vorgehen	○	○	○
29.	Evaluiert die gewährte Unterstützung	○	○	○
30.	Entsorgt die Materialien entsprechend	○	○	○

31.   Protokolliert die Verrichtung und Beobachtun-   ○   ○   ○
      gen entsprechend

Beurteilung:
      ○   **erfüllt**
      ○   **nicht erfüllt**

Bemerkungen:

3.7   Handlungsbewertungsliste „Mundpflege"

Name: Kurs: Datum:

Allgemein:
• Prophylaktische Mundpflege vor dem Essen
• Therapeutische Mundpflege nach dem Essen
• Mundpflegeset täglich wechseln
• Orientierung an institutionsüblichen Verordnungen und Vorgehenswei-
  sen ist eine Voraussetzung

Handlung	**Bewertung**		
	G	F	N

Vorbereitung:

	G	F	N
1. Richtet alle benötigten Materialien			
– Mundpflegeset	○	○	○
– Sterile Wattestäbchen	○	○	○
– Zweckmäßige Mundpflegelösung	○	○	○
– Mundwasser	○	○	○
– Eventuell Lippensalbe/Balsam	○	○	○
– Nierenschale	○	○	○
– Zungenspatel	○	○	○
– Taschenlampe	○	○	○
– Papiertaschentücher	○	○	○
– Einmalhandschuhe	○	○	○
– Abfallsack	○	○	○
2. Bespricht mit dem Empfänger den Zweck und das Vorgehen	○	○	○
3. Achtet auf die Privatsphäre des Empfängers	○	○	○
4. Bringt Bett auf Arbeitshöhe	○	○	○
5. Wäscht, desinfiziert die Hände	○	○	○
6. Unterstützt Empfänger in einer entspannten Rückenlage	○	○	○
7. Erteilt Auskunft während der Vorbereitung	○	○	○
8. Schützt die Kleidung des Empfängers	○	○	○

9.	Zieht Einmalhandschuhe an		○	○	○
10.	Informiert den Empfänger		○	○	○

Durchführung:

11.	Inspiziert die Mundhöhle des Empfängers mit Zungenspatel und Taschenlampe		○	○	○
12.	Befeuchtet Wattestäbchen in gewünschter Lösung		○	○	○
13.	Wischt Mundhöhle sorgfältig, gründlich von hinten nach vorn				
	– Zunge		○	○	○
	– Unter der Zunge		○	○	○
	– Wangeninnenfläche		○	○	○
	– Wangentaschen		○	○	○
	– Gaumen		○	○	○
14.	Hat während der Durchführung Kontakt mit dem Empfänger				
	– Erteilt Auskunft		○	○	○
	– Hat Augenkontakt		○	○	○
15.	Wechselt Wattestäbchen so oft wie nötig		○	○	○
16.	Läßt nach Behandlung Empfänger den Mund nachspülen		○	○	○
17.	Inspiziert die Mundhöhle und die Lippen		○	○	○
18.	Informiert Empfänger über Zustand der Mundhöhle und weiteres Vorgehen		○	○	○
19.	Unterstützt, wenn erwünscht, Empfänger in gewünschter Haltung		○	○	○
20.	Sorgt für die Umgebung des Empfängers		○	○	○
21.	Entsorgt Materialien entsprechend		○	○	○
22.	Protokolliert die Verrichtung und Beobachtungen entsprechend		○	○	○

Beurteilung:
○ **erfüllt**
○ **nicht erfüllt**

Bemerkungen:

3.8 Handlungsbewertungsliste „Verbandwechsel"

Name: Kurs: Datum:

Allgemein:
• Wundbehandlung nach ärztlicher Verordnung.
• Grundsätzlich gilt: Trockene Wunden trocken, feuchte Wunden feucht verbinden.
• Orientierung an institutionsüblichen Verordnungen und Vorgehensweisen ist eine Voraussetzung.
• Durch die Benutzung von unterschiedlichen Materialien, Systemen und/oder Fabrikaten variiert das Vorgehen im einzelnen.
• Aseptisches Vorgehen beachten.

Handlung	**Bewertung**		
	G	**F**	**N**
Vorbereitung:			
1. Erkundigt sich bezüglich Wundverhältnissen, Vorgehen und Materialien	O	O	O
2. Richtet alle benötigten Materialien Verbandwagen mit:			
– Abfallsack	O	O	O
– Hautdesinfektionslösung	O	O	O
– Einmalhandschuhe	O	O	O
– Verbandmaterialien	O	O	O
– Verbandwechselset	O	O	O
– Sterile Pinzetten	O	O	O
– Sterile Schere	O	O	O
– Wundflächenlösungsmittel	O	O	O
– Eventuell Therapeutika	O	O	O
– Eventuell sterile Handschuhe	O	O	O
– Pflaster	O	O	O
3. Bespricht mit dem Empfänger Zweck, Vorgehen und eventuell Mithilfe	O	O	O
4. Vermeidet Zugluft und Abkühlung	O	O	O
5. Schützt die Intimsphäre des Empfängers	O	O	O
6. Stimuliert die eigenen Bewegungsaktivitäten des Empfängers	O	O	O
7. Bringt das Bett auf Arbeitshöhe	O	O	O
8. Wäscht, desinfiziert die Hände	O	O	O
9. Erteilt Auskunft während der Vorbereitung	O	O	O
10. Arbeitsfläche steht seitlich vor der Pflegenden	O	O	O

11.	Arbeitsfläche ist kopfwärts zum Empfänger gerichtet	○ ○ ○
12.	Abfallsack ist empfängernah	○ ○ ○
13.	Steriles Material ist empfängerfern	○ ○ ○
14.	Desinfiziert die Hände	○ ○ ○
15.	Zieht Einmalhandschuh an	○ ○ ○
16.	Informiert Empfänger über die Entfernung des Verbandes	○ ○ ○
17.	Entfernt den Verband situationsgerecht	○ ○ ○
18.	Benutzt, wenn nötig, Hilfsmittel	○ ○ ○
19.	Beobachtet und beurteilt die Wunde	○ ○ ○
20.	Hat Kontakt mit dem Empfänger	
	– Erteilt Auskunft	○ ○ ○
	– Hat Blickkontakt	○ ○ ○
21.	Entsorgt benutzte Instrumente direkt	○ ○ ○
22.	Desinfiziert die Hände	○ ○ ○
23.	Verbindet die Wunde steril und situationsgerecht	○ ○ ○
24.	Evaluiert die gewährte Unterstützung	○ ○ ○
25.	Sorgt für die Umgebung des Empfängers	○ ○ ○
26.	Entsorgt die Materialien entsprechend	○ ○ ○
27.	Protokolliert den Verbandwechsel und die Wundverhältnisse	○ ○ ○
28.	Meldet Auffälligkeiten sofort weiter	○ ○ ○

Beurteilung:

○ **erfüllt**

○ **nicht erfüllt**

Bemerkungen:

3.9 Handlungsbewertungsliste „Entfernen von Fäden und Klammern"

Name: Kurs: Datum:

Allgemein:
- Es betrifft hier grundsätzlich eine aseptische Wunde für die entsprechende Prinzipien und Gesetzmäßigkeiten gelten.
- Durch die Benutzung von unterschiedlichen Materialien, Systemen und/oder Fabrikaten variiert das Vorgehen im einzelnen.
- Kontrolle des Materials muß unverzüglich stattfinden.
- Orientierung an institutionsüblichen Verordnungen und Vorgehensweisen ist eine Voraussetzung.
- Aseptisches Vorgehen beachten.

Handlung	**Bewertung**		
	G	**F**	**N**
Vorbereitung:			
1. Richtet alle benötigten Materialien Verbandwagen mit:			
– Mindestens 2 anatomischen Pinzetten	O	O	O
– Verbandschere	O	O	O
– Sterile Tupfer und Gazen	O	O	O
– Sterile Wattestäbchen	O	O	O
– Pflaster	O	O	O
– Eventuell sterile Handschuhe	O	O	O
– Einmalhandschuhe	O	O	O
– Pinzette und Fadenschere/Klammerentferner	O	O	O
– Eventuell Fadenklinge/spitzes Skalpell	O	O	O
– Hautdesinfektionsmittel	O	O	O
– Wundbenzin	O	O	O
– Nierenbecken	O	O	O
– Abfallsack	O	O	O
2. Bespricht mit dem Empfänger den Zweck und das Vorgehen	O	O	O
3. Sorgt für die Privatsphäre des Empfängers	O	O	O
4. Vermeidet Durchzug; schließt Fenster und Tür	O	O	O
5. Bringt Bett auf Arbeitshöhe	O	O	O
6. Unterstützt, wenn nötig, Empfänger in gewünschter Haltung	O	O	O
Durchführung:			
7. Wäscht, desinfiziert die Hände	O	O	O
8. Informiert den Empfänger über die Durchführung	O	O	O

9.	Richtet Materialien am Bett	○	○	○
10.	Achtet auf die Plazierung der Materialien	○	○	○
11.	Zieht Einmalhandschuhe an und entfernt den Verband	○	○	○
12.	Entsorgt Verband und Handschuhe im Abfallsack	○	○	○
13.	Desinfiziert die Hände	○	○	○
14.	Kontrolliert die Wund- und Hautverhältnisse	○	○	○
15.	Hat Kontakt mit dem Empfänger			
	– Erteilt Auskunft	○	○	○
	– Hat Augenkontakt	○	○	○
16.	Desinfiziert, wenn nötig, die Wunde mit Hautdesinfektans und Wattestäbchen/Tupfern	○	○	○
17a.	Zieht Faden mit Pinzette am Knoten hoch und durchtrennt einen Fadenteil hautnah	○	○	○
17b.	Legt abgeschnittenen Faden in Wundnähe auf Gaze ab	○	○	○
17c.	Faßt die Klammer in der Mitte mit Klammerzange und drückt diese zusammen oder	○	○	○
	drückt aufstehende Ecken mit Klammerpinzette zusammen	○	○	○
17d.	Legt entfernte Klammer in Wundnähe auf Gaze ab	○	○	○
18.	Kontrolliert die Wunde und Wundränder	○	○	○
19.	Desinfiziert, wenn nötig, die Wunde mit Hautdesinfektionsmittel	○	○	○
20.	Desinfiziert die Hände	○	○	○
21.	Verbindet die Wunde nach Verordnung	○	○	○
22.	Informiert den Empfänger über die Wundverhältnisse und weiteres Vorgehen	○	○	○
23.	Unterstützt, wenn nötig, Empfänger in gewünschter Haltung	○	○	○
24.	Sorgt für die Umgebung des Empfängers	○	○	○
25.	Evaluiert die gewährte Unterstützung	○	○	○
26.	Entsorgt die Materialien entsprechend	○	○	○
27.	Dokumentiert die Verrichtung und Beobachtungen entsprechend	○	○	○
28.	Meldet Auffälligkeiten sofort weiter	○	○	○

Beurteilung:
  ○ **erfüllt**
  ○ **nicht erfüllt**

Bemerkungen:

3.10 Handlungsbewertungsliste „Beobachten eines Empfängers mit einer Drainage"

Name: Kurs: Datum:

Allgemein:
- Gemeint sind hier alle Drain- und Drainagearten.
- Durch die Benutzung von unterschiedlichen Materialien, Systemen und/oder Fabrikaten variiert das Vorgehen im einzelnen.
- Orientierung an institutionsüblichen Verordnungen ist eine Voraussetzung.

Handlung   **Bewertung**

		G	F	N
1.	Bespricht mit dem Empfänger den Zweck und das Vorgehen	○	○	○
2.	Befragt Empfänger nach			
	– Empfindungen/Gefühlen allgemein	○	○	○
	– Einschränkungen in den Lebensaktivitäten	○	○	○
	– Schmerzempfindungen	○	○	○
	– Bewegungseinschränkungen	○	○	○
3.	Beobachtet und kontrolliert			
	– Lage der Sekretflasche/des Beutels	○	○	○
	– Austrittstelle des Drains	○	○	○
	– Umgebende Haut in Drainnähe	○	○	○
	– Ableitungen	○	○	○
	– Fixation des Drains	○	○	○
	– Sekretmenge	○	○	○
	– Sekretfarbe	○	○	○
	– Sekretkonsistenz	○	○	○
	– Eventuell Sog	○	○	○
	– Eventuell Sogerzeuger	○	○	○
	– Eventuell die Numerierung der Drains	○	○	○
4.	Trifft auf Grund von den Beobachtungen, wenn nötig, entsprechende Maßnahmen	○	○	○
5.	Unterstützt, wenn nötig, Empfänger in gewünschter Haltung	○	○	○
6.	Bespricht mit dem Empfänger gemachte Beobachtungen, Maßnahmen und weiteres Vorgehen	○	○	○
7.	Evaluiert die gewährte Unterstützung	○	○	○
8.	Protokolliert die Beobachtungen und mögliche Maßnahmen entsprechend	○	○	○
9.	Meldet Auffälligkeiten sofort weiter	○	○	○

Beurteilung:
    ○ **erfüllt**
    ○ **nicht erfüllt**
Bemerkungen:

3.11 Handlungsbewertungsliste „Wechseln einer Redonflasche"

Name: Kurs: Datum:

Allgemein:
- Wechseln nach Bedarf und/oder Verordnung
- Bei mehreren Redonflaschen die Numerierung der Flaschen kontrollieren
- Aseptisches Vorgehen unbedingt beachten

Handlung	Bewertung		
	G	F	N
Vorbereitung:			
1. Bespricht mit dem Empfänger den Zweck und das Vorgehen	○	○	○
2. Richtet alle benötigten Materialien			
– Redonflasche	○	○	○
– Geschützte Klemme	○	○	○
– Einmalhandschuhe	○	○	○
– Eventuell Verbandmaterialien	○	○	○
– Sterile Gaze	○	○	○
3. Kontrolliert neue Redonflasche auf			
– Verfallsdatum	○	○	○
– Sog	○	○	○
– Geschlossene Schlauchklemme	○	○	○
4. Wäscht, desinfiziert die Hände	○	○	○
5. Sorgt für die Privatsphäre des Empfängers	○	○	○
6. Vermeidet Durchzug; schließt Fester und Tür	○	○	○
7. Bringt Bett auf Arbeitshöhe	○	○	○
8. Unterstützt, wenn nötig, Empfänger in gewünschter Haltung	○	○	○
9. Kontrolliert, ob angeschlossene Redonflasche noch Sog hat	○	○	○

Durchführung:

10. Hat Kontakt mit dem Empfänger
    - Erteilt Auskunft   ○   ○   ○
    - Hat Augenkontakt   ○   ○   ○
11. Zieht Einmalhandschuhe an   ○   ○   ○
12. Kontrolliert, ob Schlauchklemmen geschlossen   ○   ○   ○
    sind
13. Setzt geschützte Klemme auf Redonableitungs-   ○   ○   ○
    system
14. Umfaßt mit 1. sterilen Gaze die Leitung am Re-   ○   ○   ○
    donansatz und entfernt diese langsam drehend
15. Steckt mit 2. sterilen Gaze das Ende der Leitung   ○   ○   ○
    auf Redonansatz
16. Entfernt geschützte Klemme vom Redonablei-   ○   ○   ○
    tungssystem
17. Öffnet Schlauchklemme der Redonflasche   ○   ○   ○
18. Wäscht, desinfiziert die Hände   ○   ○   ○
19. Kontrolliert die Drainageaustrittsstelle und Ab-   ○   ○   ○
    leitungen
20. Kontrolliert den gewünschten Sog   ○   ○   ○
21. Unterstützt, wenn erwünscht, Empfänger in ge-   ○   ○   ○
    wünschter Haltung
22. Sorgt für die Umgebung des Empfängers   ○   ○   ○
23. Evaluiert die gewährte Unterstützung   ○   ○   ○
24. Beobachtet und mißt die Sekretmenge   ○   ○   ○
25. Entsorgt die Materialien entsprechend   ○   ○   ○
26. Dokumentiert die Verrichtung, Beobachtungen,   ○   ○   ○
    Sekretmenge und Sekretkonsistenz entspre-
    chend
27. Meldet Auffälligkeiten sofort weiter   ○   ○   ○

Beurteilung:
    ○   **erfüllt**
    ○   **nicht erfüllt**

Bemerkungen:

3.12 Handlungsbewertungsliste „Entfernen eines Drains"

Name: Kurs: Datum:

Allgemein:
- Es betrifft die Entfernung von Wund- und Redondrains.
- Die allgemeinen Prinzipien und Gesetzmäßigkeiten des Verbandwechsels und die Entfernung von Fäden sind hier anwendbar.
- Siehe auch Handlungsbewertungslisten „Verbandwechsel" und „Entfernen von Fäden/Klammern".
- Durch die Benutzung von unterschiedlichen Materialien, Systemen und/oder Fabrikaten variiert das Vorgehen im einzelnen.
- Orientierung an institutionsüblichen Verordnungen ist eine Voraussetzung.
- Aseptisches Vorgehen unbedingt beachten.

Handlung	Bewertung		
	G	F	N
Vorbereitung:			
1. Orientiert sich über			
– Die Lage des Drains	○	○	○
– Entfernen mit oder ohne Sog	○	○	○
– Drainfixierung an der Haut	○	○	○
– Erforderlichen Verbandwechsel	○	○	○
2. Richtet benötigte Materialien und trifft eventuell spezifische Maßnahmen (siehe Schritt 1)	○	○	○
3. Bespricht mit dem Empfänger den Zweck und das Vorgehen	○	○	○
4. Trägt Sorge für die Privatsphäre des Empfängers	○	○	○
5. Vermeidet Abkühlung; schließt Fenster und Tür	○	○	○
6. Bringt Bett auf Arbeitshöhe	○	○	○
7. Unterstützt Empfänger in gewünschter Haltung	○	○	○
8. Hat benötigte Materialien richtig plaziert	○	○	○
9. Wäscht, desinfiziert die Hände	○	○	○
10. Zieht Einmalhandschuhe an	○	○	○
11. Hält sterile, desinfizierte Wattestäbchen bereit	○	○	○
12. Fordert Empfänger auf, mehrmals tief ein- und auszuatmen	○	○	○
13. Informiert Empfänger über das bevorstehende Entfernen	○	○	○
14. Entfernt Drain zügig, mit oder ohne Sog, während der Einatmung	○	○	○
15. Drückt Einstichöffnung mit Wattestäbchen zu	○	○	○

16.	Kontrolliert die Einstichstelle und umgebende Haut	○	○	○
17.	Führt Verbandwechsel durch	○	○	○
18.	Hat Kontakt mit dem Empfänger			
	– Erteilt Auskunft	○	○	○
	– Hat Augenkontakt	○	○	○
19.	Befragt Empfänger nach Schmerzempfindungen	○	○	○
20.	Unterstützt Empfänger in gewünschter Haltung	○	○	○
21.	Sorgt für die Umgebung des Empfängers	○	○	○
22.	Evaluiert die gewährte Unterstützung	○	○	○
23.	Kontrolliert, mißt Sekretmenge, -farbe und -konsistenz	○	○	○
24.	Entsorgt die Materialien entsprechend	○	○	○
25.	Protokolliert Verrichtung und Beobachtungen entsprechend	○	○	○
26.	Meldet Auffälligkeiten sofort weiter	○	○	○

Beurteilung:
   ○ **erfüllt**
   ○ **nicht erfüllt**

Bemerkungen:

3.13 Handlungsbewertungsliste „Blasenverweilkatheterisation beim Mann"

Name: Kurs: Datum:

Allgemein:
- Katheterisationen der Blase werden, wenn möglich, grundsätzlich von zwei Pflegenden durchgeführt.
- Pflegende sprechen sich ab über Durchführung und Assistenz.
- Durch die Benutzung von unterschiedlichen Materialien, Systemen und/oder Fabrikaten variiert das Vorgehen im einzelnen.
- Orientierung an institutionsüblichen Verordnungen ist eine Voraussetzung.
- Aseptisches Vorgehen unbedingt beachten.

Handlung	Bewertung		
	G	F	N
Vorbereitung:			
1. Richtet alle benötigten Materialien			
– Blasenverweilkatheter	○	○	○
– Katheterset	○	○	○
– 2 Paar sterile Handschuhe	○	○	○
– Eimalhandschuhe	○	○	○
– Gleitmittel	○	○	○
– Feindesinfektionsmittel	○	○	○
– Urinableitungssystem	○	○	○
– 10 ml Aqua destillata in Spritze	○	○	○
– Eventuell 2 anatomische Pinzetten	○	○	○
– Schutzunterlage	○	○	○
2. Bespricht mit dem Empfänger den Zweck und das Vorgehen	○	○	○
3. Schützt Intimsphäre des Empfängers	○	○	○
4. Stimuliert eigene Bewegungsaktivitäten des Empfängers	○	○	○
5. Bringt das Bett auf Arbeitshöhe	○	○	○
6. Erteilt Auskunft während der Vorbereitung	○	○	○
Durchführung:			
7. Zieht Einmalhandschuhe an	○	○	○
8. Nimmt Intimtoilette vor	○	○	○
9. Zieht sterile Handschuhe an; eine Hand, 2 Handschuhe übereinander	○	○	○
10. Informiert Empfänger bezüglich Desinfektion	○	○	○

11.	Desinfiziert Glans penis mit doppelt behand-schuhter Hand	○	○	○
12.	Injiziert Gleitmittel	○	○	○
13.	Läßt sich den doppelten Handschuh entfernen	○	○	○
14.	Nimmt Dauerkatheter steril entgegen	○	○	○
15.	Informiert Empfänger bezüglich Katheterisation	○	○	○
16.	Führt Katheter ein, wobei der Penis ventral ge-streckt wird	○	○	○
17.	Bewegt gestreckten Penis bei leichtem Wider-stand nach ca. 10 cm beckenwärts	○	○	○
18.	Hat Kontakt mit dem Empfänger			
	– Erteilt Auskunft	○	○	○
	– Hat Blickkontakt	○	○	○
19.	Beendet Einführung des Katheters, sobald Urin fließt	○	○	○
20.	Kontrolliert Lage durch vorsichtiges Zurückzie-hen des Katheters auf den Blasengrund	○	○	○

Assistenz:

21.	Bereitet Materialen vor	○	○	○
22.	Unterstützt den Empfänger in gewünschter Kör-perhaltung	○	○	○
23.	Richtet Katheterset	○	○	○
24.	Entfernt doppelten Handschuh	○	○	○
25.	Reicht Katheter steril an	○	○	○
26.	Füllt Katheterballon mit 10 ml Aqua destillata	○	○	○
27.	Schließt das Urinableitungssystem an	○	○	○

Durchführung:

28.	Kontrolliert den Urinablauf	○	○	○
29.	Evaluiert die gewährte Unterstützung	○	○	○
30.	Sorgt für die Umgebung des Empfängers	○	○	○
31.	Entsorgt die Materialien entsprechend	○	○	○
32.	Protokolliert die Verrichtung entsprechend	○	○	○

Beurteilung:
   ○ **erfüllt**
   ○ **nicht erfüllt**

Bemerkungen:

3.14　Handlungsbewertungsliste „Blasenverweilkatheterisation der Frau"

Name:　　　　　　　　　　Kurs:　　　　Datum:

Allgemein:
- Katheterisationen der Blase werden, wenn möglich, grundsätzlich von zwei Pflegenden durchgeführt.
- Pflegende sprechen sich ab über Durchführung und Assistenz.
- Durch die Benutzung von unterschiedlichen Materialien, Systemen und/oder Fabrikaten variiert das Vorgehen im einzelnen.
- Orientierung an institutionsüblichen Verordnungen ist eine Voraussetzung.
- Aseptisches Vorgehen unbedingt beachten.

Handlung	Bewertung		
	G	F	N
Vorbereitung:			
1.　Richtet alle benötigten Materialien			
– Blasenverweilkatheter	O	O	O
– Katheterset	O	O	O
– 2 Paar sterile Handschuhe	O	O	O
– Einmalhandschuhe	O	O	O
– Feindesinfektionsmittel	O	O	O
– Urinableitungssystem	O	O	O
– 10 ml Aqua destillata in Spritze	O	O	O
– Eventuell 2 anatomischen Pinzetten	O	O	O
– Schutzunterlage	O	O	O
2.　Bespricht mit der Empfängerin den Zweck und das Vorgehen	O	O	O
3.　Schützt Intimsphäre der Empfängerin	O	O	O
4.　Stimuliert eigene Bewegungsaktivitäten der Empfängerin	O	O	O
5.　Bringt das Bett auf Arbeitshöhe	O	O	O
6.　Erteilt Auskunft während der Vorbereitung	O	O	O
Durchführung:			
7.　Zieht Einmalhandschuhe an	O	O	O
8.　Nimmt Intimtoilette vor	O	O	O
9.　Zieht sterile Handschuhe an; eine Hand, 2 Handschuhe übereinander	O	O	O
10.　Informiert Empfängerin bezüglich Desinfektion	O	O	O
11.　Desinfiziert die äußeren Genitalien	O	O	O
12.　Desinfiziert Urethraöffnung	O	O	O
13.　Legt letzten Tupfer auf den Vaginaeingang	O	O	O

14.	Läßt sich den doppelten Handschuh entfernen	○	○	○
15.	Nimmt Dauerkatheter steril entgegen	○	○	○
16.	Informiert Empfängerin bezüglich Katheterisation	○	○	○
17.	Führt Katheter beckenwärts durch die Urethra ein	○	○	○
18.	Hat Kontakt mit der Empfängerin			
	– Erteilt Auskunft	○	○	○
	– Hat Blickkontakt	○	○	○
19.	Beendet Einführung des Katheters, sobald Urin fließt	○	○	○
20.	Kontrolliert Lage durch vorsichtiges Zurückziehen des Katheters auf den Blasengrund	○	○	○

Assistenz:

21.	Bereitet Materialien vor	○	○	○
22.	Unterstützt die Empfängerin in der gewünschten Haltung	○	○	○
23.	Richtet Katheterset	○	○	○
24.	Entfernt doppelten Handschuh	○	○	○
25.	Reicht Katheter steril an	○	○	○
26.	Füllt Katheterballon mit 10 – 15 ml Aqua destillata	○	○	○
27.	Schließt das Urinableitungssystem an	○	○	○

Durchführung:

28.	Kontrolliert den Urinablauf	○	○	○
29.	Evaluiert die gewährte Unterstützung	○	○	○
30.	Sorgt für die Umgebung des Empfängers	○	○	○
31.	Entsorgt die Materialien entsprechend	○	○	○
32.	Protokolliert die Verrichtung entsprechend	○	○	○

Beurteilung:
    ○ **erfüllt**
    ○ **nicht erfüllt**

Bemerkungen:

3.15 Handlungsbewertungsliste „Subkutane Injektion"

Name: Kurs: Datum:

Allgemein:
- Der Arzt ist immer zuständig für die Verordnung des zu injizierenden Medikaments.
- Eine schriftliche Verordnung über den Präparatenamen, die Verabreichungsform, die Menge und die Häufigkeit der Verabreichung muß vorliegen.
- Jede durchgeführte Injektion muß dokumentiert und abgezeichnet werden.
- Empfänger werden nach einer Injektion grundsätzlich auf Wirkung und mögliche Nebenwirkungen des Medikaments beobachtet.
- Aseptisches Vorgehen unbedingt beachten.

Handlung	Bewertung		
	G	F	N
Vorbereitung:			
1. Richtet alle benötigten Materialien			
– Injektionstablar	O	O	O
– Medikament	O	O	O
– Spritze	O	O	O
– Aufziehkanüle/Injektionskanüle	O	O	O
– Eventuell Ampullenfeile	O	O	O
– Tupfer	O	O	O
– Hautdesinfektionsmittel	O	O	O
– Eventuell Pflaster	O	O	O
2. Wäscht, desinfiziert die Hände	O	O	O
3. Überprüft Medikament und Verordnung	O	O	O
4. Setzt Spritze und Kanüle steril zusammen	O	O	O
5. Öffnet Medikament, Ampulle steril	O	O	O
6. Zieht Medikament steril auf	O	O	O
7. Macht Spritze steril luftleer	O	O	O
8. Entfernt die Aufziehkanüle und setzt die Injektionskanüle steril auf	O	O	O
Durchführung:			
9. Bespricht mit dem Empfänger den Zweck und das Vorgehen	O	O	O
10. Bringt Bett auf Arbeitshöhe	O	O	O
11. Stimuliert eigene Bewegungsaktivitäten des Empfängers	O	O	O
12. Wäscht, desinfiziert die Hände	O	O	O

13.	Erteilt Auskunft während der Vorbereitung		○	○	○
14.	Kontrolliert das Medikament		○	○	○
15.	Bereitet die Injektion vor		○	○	○
16.	Identifiziert die Injektionsstelle		○	○	○
17.	Desinfiziert die Injektionsstelle		○	○	○
18.	Hebt Hautfalte ab		○	○	○
19.	Informiert den Empfänger über den zu erwartenden Einstich		○	○	○
20.	Sticht die Kanüle im Winkel von 45 – 90 ° zur Haut ein		○	○	○
21.	Nimmt, wenn erforderlich, die Blutaspirationsprobe vor		○	○	○
22.	Injiziert das Medikament langsam, nach Verordnung		○	○	○
23.	Hat Kontakt mit dem Empfänger				
	– Erteilt Auskunft		○	○	○
	– Hat Blickkontakt		○	○	○
24.	Zieht die Kanüle heraus und drückt trockenen Tupfer auf Einstichstelle		○	○	○
25.	Kontrolliert Einstichstelle		○	○	○
26.	Sorgt für die Umgebung des Empfängers		○	○	○
27.	Evaluiert die gewährte Unterstützung		○	○	○
28.	Entsorgt die Materialien entsprechend		○	○	○
29.	Protokolliert die Verrichtung entsprechend		○	○	○

Beurteilung:
   ○ **erfüllt**
   ○ **nicht erfüllt**

Bemerkungen:

3.16   Handlungsbewertungsliste „Intramuskuläre Injektion"

Name: Kurs: Datum:

Allgemein:
* Der Arzt ist immer zuständig für die Verordnung des zu injizierendes Medikaments.
* Eine schriftliche Verordnung über den Präparatenamen, die Verabreichungsform, die Menge und die Häufigkeit der Verabreichung muß vorliegen.
* Jede durchgeführte Injektion muß dokumentiert und abgezeichnet werden.
* Empfänger werden nach einer Injektion grundsätzlich auf Wirkung und mögliche Nebenwirkungen des Medikaments beobachtet.
* Aseptisches Vorgehen unbedingt beachten.

Handlung	Bewertung		
	G	**F**	**N**
Vorbereitung:			
1. Richtet alle benötigten Materialien			
– Injektionstablar	○	○	○
– Medikament	○	○	○
– Spritze	○	○	○
– Aufziehkanüle/Injektionskanüle	○	○	○
– Eventuell Ampullenfeile	○	○	○
– Tupfer	○	○	○
– Hautdesinfektionsmittel	○	○	○
– Pflaster	○	○	○
2. Wäscht, desinfiziert die Hände	○	○	○
3. Überprüft das Medikament und die Verordnung	○	○	○
4. Setzt Spritze und Kanüle steril zusammen	○	○	○
5. Öffnet Medikament, Ampulle steril	○	○	○
6. Zieht Medikament steril auf	○	○	○
7. Macht Spritze steril luftleer	○	○	○
8. Entfernt die Aufziehkanüle und setzt die Injektionskanüle steril auf	○	○	○
Durchführung:			
9. Bespricht mit dem Empfänger den Zweck und das Vorgehen	○	○	○
10. Bringt das Bett auf Arbeitshöhe	○	○	○
11. Stimuliert die eigene Bewegungsaktivitäten des Empfängers	○	○	○
12. Wäscht, desinfiziert die Hände	○	○	○

13.	Erteilt Auskunft während der Vorbereitung	○	○	○
14.	Kontrolliert das Medikament	○	○	○
15.	Bereitet die Injektion vor	○	○	○
16.	Identifiziert die Injektionsstelle	○	○	○
17.	Desinfiziert die Injektionsstelle	○	○	○
18.	Spannt die Haut	○	○	○
19.	Informiert den Empfänger über den zu erwartenden Einstich	○	○	○
20.	Injiziert senkrecht, ca. 3 – 5 cm tief, leicht ventral	○	○	○
21.	Nimmt die Blutaspirationsprobe vor	○	○	○
22.	Injiziert das Medikament langsam, nach Verordnung	○	○	○
23.	Hat Kontakt mit dem Empfänger			
	– Erteilt Auskunft	○	○	○
	– Hat Blickkontakt	○	○	○
24.	Zieht die Kanüle heraus und drückt trockenen Tupfer auf Einstichstelle	○	○	○
25.	Kontrolliert Einstichstelle und klebt eventuell ein Pflaster auf	○	○	○
26.	Sorgt für die Umgebung des Empfängers	○	○	○
27.	Evaluiert die gewährte Unterstützung	○	○	○
28.	Entsorgt die Materialien entsprechend	○	○	○
29.	Protokolliert die Verrichtung entsprechend	○	○	○

Beurteilung:
    ○ **erfüllt**
    ○ **nicht erfüllt**

Bemerkungen:

3.17　Handlungsbewertungsliste „Einlegen einer Magensonde"

Name:　　　　　　　Kurs:　　　Datum:

Allgemein:
- Durch die Benutzung von unterschiedlichen Materialien, Systemen und/oder Fabrikaten variiert das Vorgehen im einzelnen.
- Orientierung an institutionsüblichen Verordnungen ist eine Voraussetzung.

Handlung	Bewertung		
	G	**F**	**N**

Vorbereitung:

		G	F	N
1.	Richtet alle benötigten Materialien			
	– Richtige Magensonde	○	○	○
	– Lokalanästhetikum	○	○	○
	– Geschützte Klemme	○	○	○
	– Stöpsel	○	○	○
	– Stethoskop	○	○	○
	– 60-ml-Spritze	○	○	○
	– Pflaster	○	○	○
	– Wattestäbchen	○	○	○
	– Papiertaschentücher	○	○	○
	– Nierenschale	○	○	○
	– Glas Wasser	○	○	○
	– Taschenlampe	○	○	○
	– Zungenspatel	○	○	○
	– Moltex	○	○	○
	– Eimalhandschuhe	○	○	○
	– Fettstift	○	○	○
	– Wundbenzin	○	○	○
	– Tupfer	○	○	○
2.	Bespricht mit dem Empfänger den Zweck und das Vorgehen	○	○	○
3.	Bespricht Beteiligungsmöglichkeiten des Empfängers	○	○	○
4.	Trägt Sorge für die Privatsphäre	○	○	○
5.	Bringt Bett auf Arbeitshöhe	○	○	○
6.	Erteilt Auskunft während der Vorbereitung	○	○	○

Durchführung:

		G	F	N
7.	Wäscht, desinfiziert die Hände	○	○	○
8.	Achtet auf richtige Lagerung	○	○	○

9.	Mißt die Sondenlänge ab; Nase, Ohrläppchen, Magengrube	○	○	○
10.	Reinigt die Nasenwege	○	○	○
11.	Befeuchtet die Sonde mit Wasser oder ein Lo-kalanästhetikum	○	○	○
12.	Informiert den Empfänger bezüglich Einfüh-rung	○	○	○
13.	Wählt den größeren und freieren Nasengang	○	○	○
14.	Führt die Sondenspitze ein			
14a.	Beim sitzenden Empfänger zügig waagerecht am Boden des unteren Nasengangs	○	○	○
14b.	Beim liegenden Empfänger zügig, senkrecht von oben in den unteren Nasengang	○	○	○
15.	Hat Kontakt mit dem Empfänger			
	– Erteilt Auskunft	○	○	○
	– Hat Blickkontakt	○	○	○
16.	Bittet Empfänger, nach ca. 10 cm Einführung der Sonde den Kopf zu beugen und aktiv zu schlucken	○	○	○
17.	Schiebt die Sonde während des Schluckens zügig weiter vor bis zur markierten Stelle (ca. 10 – 20 cm)	○	○	○
18.	Wenn markierte Stelle erreicht, Sondenlage kontrollieren:			
	– Luftsufflation mit Auskultation im Bereich des Oberbauchs	○	○	○
	– Magensaft ansaugen	○	○	○
19.	Sonde schließen, oder Beutel anhängen	○	○	○
20.	Führt Sondenmarkierung in Höhe des Nasen-lochs durch	○	○	○
21.	Entfettet Nasenpartie und anliegendes Sonden-stück	○	○	○
22.	Fixiert die Sonde mit Pflaster	○	○	○
23.	Sorgt für die Umgebung des Empfängers	○	○	○
24.	Evaluiert die gewährte Unterstützung	○	○	○
25.	Entsorgt die Materialien entsprechend	○	○	○
26.	Protokolliert die Verrichtung entsprechend	○	○	○

Beurteilung:
    ○ **erfüllt**
    ○ **nicht erfüllt**

Bemerkungen:

3.18   Handlungsbewertungsliste „Einlegen eines Venenverweilkatheters"

Name: Kurs: Datum:

Allgemein:
*   Durch die Benutzung von unterschiedlichen Materialien, Systemen und/oder Fabrikaten variiert das Vorgehen im einzelnen.
*   Orientierung an institutionsüblichen Verordnungen ist eine Voraussetzung.
*   Aseptisches Vorgehen beachten.
*   Grundsätzlich einen Venenverweilkatheter nicht in der Nähe von Lähmungen oder Verletzungen/Wunden einlegen.

Handlung	Bewertung		
	G	F	N
Vorbereitung:			
1. Richtet alle benötigten Materialien			
– Venenverweilkatheter	O	O	O
– Infusionslösung und Besteck	O	O	O
– Beschriftetes Additiv	O	O	O
– Hautdesinfektionsmittel	O	O	O
– Sterile Tupfer	O	O	O
– Staubinde	O	O	O
– Venenverweilkatheter-Pflaster	O	O	O
– Eventuell Lagerungskissen	O	O	O
– Schutzunterlage	O	O	O
– Einmalhandschuhe	O	O	O
– Reservematerial	O	O	O
2. Bespricht mit dem Empfänger den Zweck und das Vorgehen	O	O	O
3. Stellt fest, ob der Empfänger Links- oder Rechtshänder ist	O	O	O
4. Stimuliert eigene Bewegungsaktivitäten des Empfängers	O	O	O
5. Bringt Bett auf Arbeitshöhe	O	O	O
6. Erteilt Auskunft während der Vorbereitung	O	O	O
7. Wäscht, desinfiziert die Hände	O	O	O
Durchführung:			
8. Legt den Stau an; Puls ist spürbar	O	O	O
9. Identifiziert die Punktionsstelle	O	O	O
10. Löst den Stau	O	O	O
11. Macht, wenn nötig, Rasur	O	O	O
12. Desinfiziert die Punktionsstelle	O	O	O

13. Zieht Einmalhandschuhe an   ○ ○ ○
14. Macht Venenverweilkatheter parat   ○ ○ ○
15. Legt den Stau an; Puls ist spürbar   ○ ○ ○
16. Informiert den Empfänger über den zu erwar-   ○ ○ ○
    tenden Einstich
17. Führt die Kanüle in Verlaufsrichtung der Vene   ○ ○ ○
    ein
18. Stau wird gelöst, sobald Blut durch die Kanüle   ○ ○ ○
    fließt
19. Führt Kunststoffkanüle weiter ein und zieht Me-   ○ ○ ○
    talldrain zurück
20. Hat Kontakt mit dem Empfänger
    – Erteilt Auskunft   ○ ○ ○
    – Hat Blickkontakt   ○ ○ ○
21. Schließt die Infusion an   ○ ○ ○
22. Öffnet Rollklemme der Infusion   ○ ○ ○
23. Fixiert die Kanüle mit Venenverweilkatheter-   ○ ○ ○
    Pflaster und achtet auf gute Fixation
24. Achtet auf die Mobilität des Empfängers   ○ ○ ○
25. Sorgt für die Umgebung des Empfängers   ○ ○ ○
26. Evaluiert die gewährte Unterstützung   ○ ○ ○
27. Entsorgt die Materialien entsprechend   ○ ○ ○
28. Protokolliert die Verrichtung entsprechend   ○ ○ ○

Beurteilung:
   ○ **erfüllt**
   ○ **nicht erfüllt**

Bemerkungen:

3.19 Handlungsbewertungsliste „Vorbereiten, An- oder Umhängen einer Infusion ohne Medikamentenbeigabe"

Name: Kurs: Datum:

Allgemein:
- Es muß immer eine schriftliche Verordnung des Arztes vorliegen über die Art, Menge, Einlaufzeit und eventuelle Zusätze der Infusionstherapie.
- Diese Verordnung muß vom Arzt schriftlich vorliegen.
- Das Zusammenstecken von Infusionslösung und Infusionsbesteck muß unbedingt unter aseptischen Bedingungen vorgenommen werden.
- Je nach System und/oder Fabrikat variiert das Vorgehen.
- Orientierung an institutionsüblichen Verordnungen ist eine Voraussetzung.
- Direkte Manipulationen am Venenverweilkatheter müssen auf ein Minimum reduziert bleiben.

Handlung	Bewertung		
	G	F	N
Vorbereitung:			
1. Richtet alle benötigten Materialien			
– Infusionslösung	O	O	O
– Infusionsbesteck	O	O	O
Eventuell:			
– Desinfektans	O	O	O
– Sterile Tupfer	O	O	O
– Aufhängevorrichtung	O	O	O
– Infusionsständer	O	O	O
2. Wäscht, desinfiziert die Hände	O	O	O
3. Kontrolle der Infusionslösung			
– Richtige Infusionslösung	O	O	O
– Richtige Menge	O	O	O
– Verfalldatum	O	O	O
– Farbveränderungen	O	O	O
– Beschädigungen	O	O	O
– Konsistenz der Lösung	O	O	O
4. Hängt Infusionslösung auf	O	O	O
5. Kontrolliert Infusionsbesteck			
– Richtiges Besteck	O	O	O
– Verfalldatum	O	O	O
– Beschädigungen	O	O	O

6. Nimmt Infusionsbesteck aus der Packung und   ○   ○   ○
    schließt die Schlauchklemme
7. Entfernt aseptisch die Schutzfolie der Infusion   ○   ○   ○
8. Entfernt aseptisch die Schutzkappe der Infu-   ○   ○   ○
    sionsbesteckkanüle und steckt diese Kanüle,
    langsam drehend, ins Gummi der Infusionslö-
    sung
9. Gibt einen kurzen Druck auf die Tropfkammer,   ○   ○   ○
    so daß diese Kammer auf zu zwei Dritteln ge-
    füllt ist
10. Öffnet Schlauchklemme langsam und lockert   ○   ○   ○
    aseptisch die Schutzkappe am Ende der Be-
    steckleitung
11. Kontrolliert die Infusionsleitung auf Luftblasen   ○   ○   ○
    und entfernt diese, wenn vorhanden
12. Füllt Additivzettel vollständig aus und klebt die- ○   ○   ○
    sen auf Infusionssack/Infusionsflasche
13. Kontrolliert nochmals die Verordnung   ○   ○   ○

Durchführung:
13. Bespricht mit dem Empfänger den Zweck und   ○   ○   ○
    das Vorgehen
14. Vermeidet Durchzug; schließt Fenster und Tür   ○   ○   ○
15. Achtet auf die Privatsphäre des Empfängers   ○   ○   ○
16. Bringt Bett auf Arbeitshöhe   ○   ○   ○
17. Unterstützt, wenn erwünscht, Empfänger in an-   ○   ○   ○
    genehmer Haltung
18. Desinfiziert Hände   ○   ○   ○
19. Informiert Empfänger über die Durchführung   ○   ○   ○
20. Beendet laufende Infusion, durch Schlauch-   ○   ○   ○
    klemme/Rollklemme an der Infusionsleitung zu
    schließen
21. Schließt Dreiwegehahn   ○   ○   ○
22. Entfernt „altes" Besteck aseptisch am Dreiwe-   ○   ○   ○
    gehahn und schließt ebenso neues Besteck an
23. Öffnet Dreiwegehahn und öffnet Schlauch- bzw.   ○   ○   ○
    Rollklemme
24. Hat Kontakt mit dem Empfänger
    – Erteilt Auskunft   ○   ○   ○
    – Hat Augenkontakt   ○   ○   ○
25. Stellt Tropfgeschwindigkeit ein   ○   ○   ○
26. Kontrolliert und beobachtet
    – Arm des Empfängers   ○   ○   ○
    – Schmerzen   ○   ○   ○
    – Unverträglichkeitserscheinungen   ○   ○   ○
    – Bewegungseinschränkungen   ○   ○   ○

– Freie Infusionsleitung	○	○	○
– Tropfengeschwindigkeit	○	○	○
– Dichtigkeit des Systems	○	○	○
27. Unterstützt den Empfänger in der gewünschten Haltung	○	○	○
28. Evaluiert die gewährte Unterstützung	○	○	○
29. Entsorgt die Materialien entsprechend	○	○	○
30. Protokolliert die Verrichtungen und Beobachtungen entsprechend	○	○	○

Beurteilung:
○ **erfüllt**
○ **nicht erfüllt**

Bemerkungen:

3.20   Handlungsbewertungsliste „Anleitung und Instruktion eines neuen Mitarbeiters und Empfängers"

Name: Kurs: Datum:

Handlung   **Bewertung**

		G	F	N

Vorbereitung:

		G	F	N
1.	Anleiter ist vorbereitet			
	– was	O	O	O
	– wie	O	O	O
	– wann	O	O	O
	– wieviel	O	O	O
	– wo	O	O	O
2.	Raum und Zeit sind vorhanden	O	O	O
3.	Der Zeitpunkt eignet sich	O	O	O
4.	Der Anleiter hat sich/ist informiert/orientiert über die Anfangssituation des neuen Mitarbeiters/Empfängers	O	O	O
5.	Hilfsmittel sind vorhanden und organisiert	O	O	O
6.	Methodische/didaktische Überlegungen des Anleiters haben stattgefunden			
	– Einheitlichkeit gewährleistet	O	O	O
	– Von leicht nach schwer	O	O	O
	– Von konkret nach abstrakt	O	O	O
	– Von abstrakt nach konkret	O	O	O
	– Von bekannt nach unbekannt	O	O	O
	– Wohldosiert	O	O	O
7.	Empfänger, Mitarbeiter, Kollegen sind informiert	O	O	O

Durchführung:

		G	F	N
8.	Anleiter nimmt Vorbildfunktion war	O	O	O
9.	Bespricht den Zweck und das Vorgehen	O	O	O
10.	Bereitschaft des Anderen ist überprüft	O	O	O
11.	Plazierung bei der Demonstration ist überlegt	O	O	O
12.	Anleiter setzt gezielt Hilfsmittel ein	O	O	O
13.	Anleiter achtet bei der Demonstration auf:			
	– Unterteilung	O	O	O
	– Tempo	O	O	O
	– Genauigkeit	O	O	O
	– Hygiene	O	O	O
	– Schwerpunkte	O	O	O
	– Haltung	O	O	O

14. Anleiter beachtet Aufnahmevermögen des   ○   ○   ○
    neuen Mitarbeiters/Empfängers
15. Bei gemeinsamer oder selbständiger Durchfüh-
    rung achtet Anleiter auf:
    – Aus Fehlern lernen lassen, aber die Sicherheit ○   ○   ○
      des Empfängers gewährleisten
    – Selbstvertrauen entwickeln   ○   ○   ○
    – Die Überlegungen des neuen Mitarbeiters för- ○   ○   ○
      dern

Auswertung:
16. Nachbesprechung der Anleitung   ○   ○   ○
    – Inhaltsebene   ○   ○   ○
    – Beziehungsebene   ○   ○   ○
    – Verbindung zur Theorie   ○   ○   ○
    – Transfer zu anderen Situationen   ○   ○   ○
    – Konstruktives Feedback   ○   ○   ○
    – Eingehen auf Fragen des neuen Mitarbeiters/   ○   ○   ○
      Empfängers
17. Kontrolle und Überprüfung finden statt
    – Selbsteinschätzung   ○   ○   ○
    – Fremdeinschätzung   ○   ○   ○
18. Weiteres Vorgehen wird besprochen
    – Wiederholungstraining   ○   ○   ○
    – Neue Zielsetzungen   ○   ○   ○
    – Neue Überprüfung   ○   ○   ○
19. Anleiter und neue Mitarbeiter protokollieren die ○   ○   ○
    Standortbestimmung
20. Anleiter informiert Vorgesetzte und/oder Kolle- ○   ○   ○
    gen

Beurteilung:
    ○   **erfüllt**
    ○   **nicht erfüllt**
Bemerkungen:

Quellenverzeichnis

1. Barrows, H. S.: Simulated patients and other human simulations. Health Consortium, Chapel Hill (1987).
2. Benner, P.: Stufen zur Pflegekompetenz. Verlag Hans Huber, Bern (1994).
3. Cook, M.: The impact of a successfull laboratory system on the teaching of nursing skills. Journal of Nursing Education 24, 1985, 8, 344 – 346.
4. Corte, E., Geerligs, C. T., Lagerweij, N. A. J., Peters, J. J., Vandenberghe, R.: Kurzgefaßte Didaktik. Wolters-Noordhof, Groningen (1976).
5. Dalen, J. van, L'Espoir, N.: Interne Publikation Skillslaboratorium Medizinische Fakultät Maastricht (1989).
6. Debong, B., Andreas, M.: Müssen Krankenpflegeschüler Eingriffe in den Körper dulden? Die Schwester/Der Pfleger 34, 1995, 12, 1132 – 1134.
7. Dochy, F. J., Luyk, S. Y. van: Handbuch Fertigkeitenunterricht. Swets und Zeitlinger, Lisse (1987).
8. Dreyfus, S. E., Dreyfus, H. L.: A five-stage model of the mental activities involved in directed skill acquisition. Unpublished report, California (1980).
9. Frey, H.: Interne Publikation zum Thema „Komplexität". Kaderschule für die Krankenpflege, Aarau (1995).
10. Fries, G.: Effektiv Helfen. Wolters-Noordhof, Groningen (1988).
11. Juchli, L.: Pflege. Georg Thieme Verlag, Stuttgart (1994).
12. Kessels, J. W. M., Smits, C. A.: Aufgabenanalysen. Kluwer, Deventer (1984).
13. Meer, C. P. van, Robroek, W. C. L.: Unterricht in pflegerischen Fertigkeiten. De Tydstroom, Lisse (1987).
14. Parreren, van: Handbuch Unterrichtspraxis. Van Loghum Slaterus, Deventer (1983).
15. Piaget, J.: The psychology of intelligence. International University Press, New York (1952).
16. Romiszowski, A. J.: Producing instructional systems. Gogan Press, London (1988).
17. Roper, N., Logan, W., Tierney, A.: Die Elemente der Krankenpflege. RECOM Verlag, Basel (1993).
18. Schweizerisches Rotes Kreuz: Bestimmungen für die Diplomausbildungen in Gesundheits- und Krankenpflege. Bern (1992).
19. Spronken, D., Bartholomeus, P., Hollands, L., Vleuten, C. van der: Gegenseitiges Üben. Publikation der Medizinischen Fakultät, Maastricht (1985).
20. Vleuten, C. B. M. van der, Luyk, S. J. van: Evaluating under graduate training in medical skills. Springer Publishing Company, New York (1987).
21. Vries, B. de: Technische Fertigkeiten im Praktikum. Swets und Zeitlinger, Lisse (1984).

Literaturverzeichnis

1. Cratty, B. J.: Movement Behavior and Motor Learning. Lea and Febiger, Philadelphia (1964).
2. Cratty, B. J.: Teaching motor skills. Prentice Hall, New Jersey (1973).
3. De Block, A., Saveyn, J.: Didaktik und Lernstrategien. Plantijn, Antwerpen (1985).
4. Drowatzky, J. N.: Motor learning; principles and practices. Burges Publishing Company, Minneapolis (1975).
5. Gagné, R. M.: The Conditions of Learning. Hold Rinehart and Winston, New York (1977).
6. Krapf, B.: Aufbruch zu einer neuen Lernkultur. Verlag Paul Haupt, Bern (1994).
7. Muijsers, P., Ortmans, L.: Unterricht in pflegerischen Fertigkeiten. Unveröffentlichte Abschlußarbeit an der Fachhochschule der Pädagogik, Sittard (1991).
8. Muijsers, P.: Unterricht in technischen Fertigkeiten. Pflegepädagogik 5, 1995, 1, 28–29.
9. Muijsers, P.: „Komplexität, ein Komplex"? Unveröffentlichte Abschlussarbeit an der Fachhochschule für Pflege und Ausbildung, Leusden (1988).
10. Rogers, C. R.: A practical guide to value clarification. University Associates, California (1977).
11. Romiszowski, A. J.: Designing instructional systems. Gogan Press, London (1981).
12. Schulz von Thun, F.: Miteinander reden. Rowohlt, Hamburg (1981).
13. Stammteam Pflegeschule Glarus: Interne Publikationen zum Fertigkeitenunterricht. Pflegeschule Glarus, Glarus (1993–1996).

Sachwortverzeichnis